Funktionelles Krafttraining

mit der

Schlinge

Funktionelles Kraftraining

mit der

Schlinge

Grundlagen & Übungskatalog

Stefan Schurr

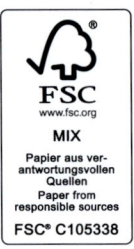

Herstellung und Verlag:

Books on Demand GmbH, Norderstedt

ISBN-13: 978-3-8448-0479-9

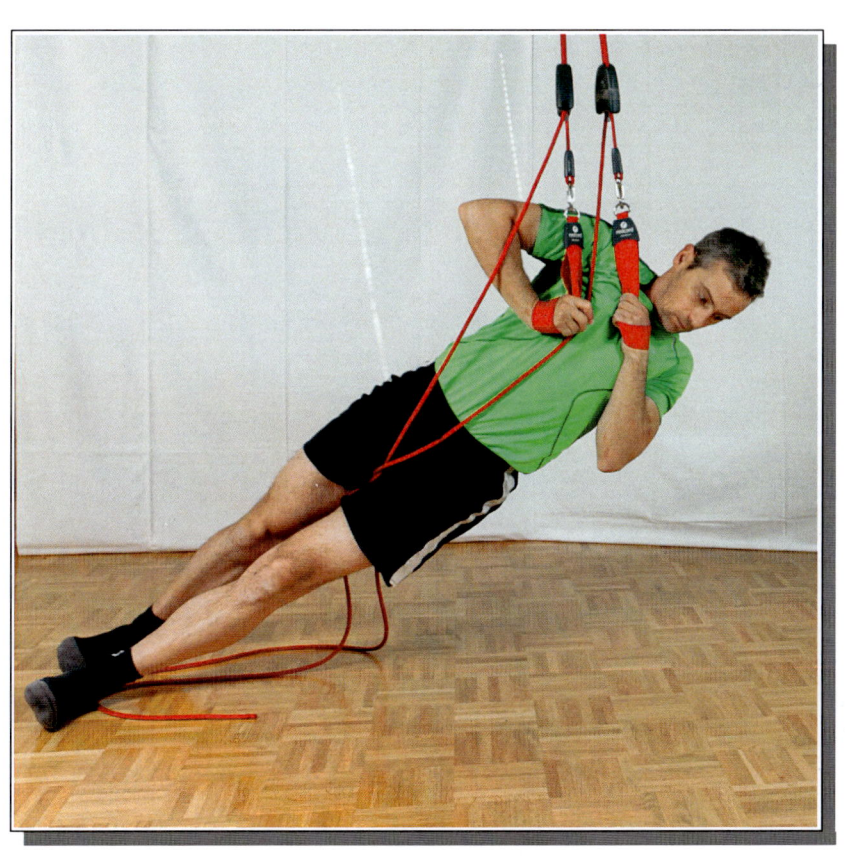

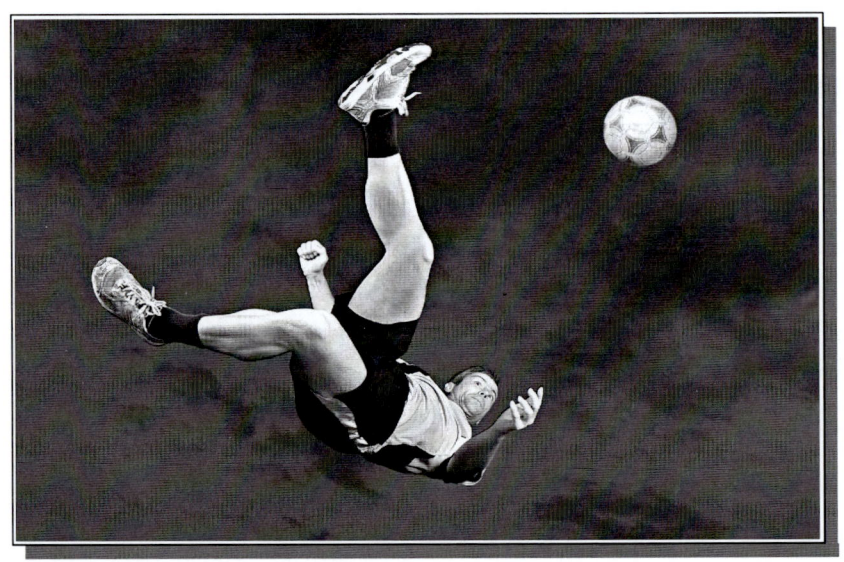

Inhalt

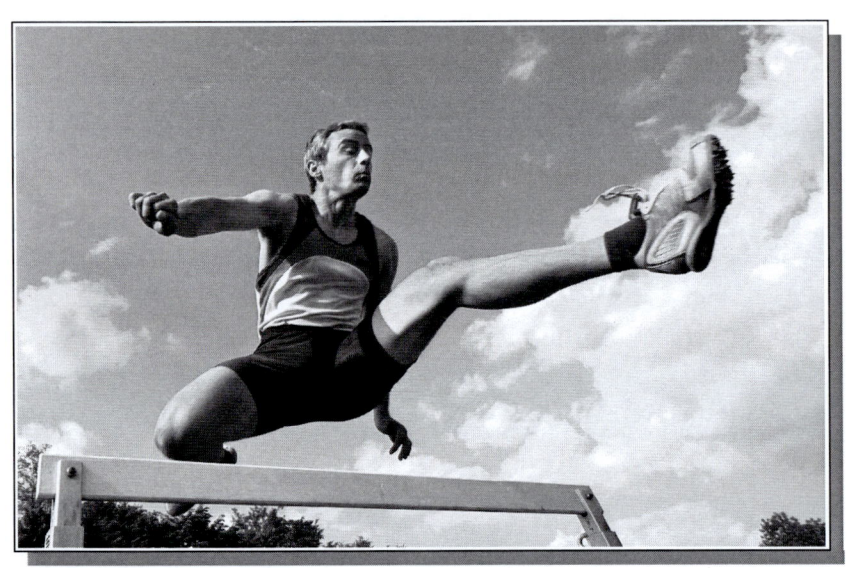

Vorwort

Funktionelles Krafttraining hat sich sowohl im Fitness- als auch im Leistungssport einen festen Platz erobert. Und das zu Recht! Gerade das Training der rumpfstabilisierenden Muskulatur hat dabei eine zentrale und herausragende Bedeutung. Denn nur eine starke Rumpfmuskulatur ist Garant einer hohen Leistungsfähigkeit und wirkungsvollen Verletzungsprophylaxe für Sportler aller Leistungskategorien.

Funktionelles Krafttraining beinhaltet aber wesentlich mehr als nur ein Training der rumpfstabilisierenden Muskulatur: Im Gegensatz zu isoliertem Muskeltraining, wie es Tag für Tag, in vielen Fitness-Studios, an zahlreichen Geräten praktiziert wird, zielt funktionelles Krafttraining verstärkt auf ein Training kompletter Bewegungsabläufe. Das hat den entscheidenden Vorteil, dass bei der Durchführung einer Übung wesentlich mehr Muskel einbezogen werden und diese in Ihrer spezifischen Bewegung trainiert werden. So wird nicht nur Kraft entwickelt, sondern ebenso die Koordination, die bei allen Sportarten ein entscheidendes Kriterium für effektive und ökonomische Bewegungen darstellt!

Das Training mit der Schlinge ist eine relativ neue Trainingsmethode, die sich ursprünglich aus der Physiotherapie entwickelt hat. In der Zwischenzeit ist sie auch im Fitness- und Leistungssport angekommen und hat sich dort etabliert. Unter dem Prinzip instabiler Übungsbedingungen werden Bewegungen mit dem eigenen Körpergewicht durchgeführt. Durch die vielfältigen Möglichkeiten, die das Training an Schlingen bietet, können auch komplexe Bewegungsabläufe simuliert werden. Dieser Aspekt zielt neben der reinen Kräftigung der Muskulatur auch auf eine verbesserte Koordination innerhalb von Bewegungsabläufen.

Der Schlingentrainer kann problemlos transportiert und flexibel eingesetzt werden. Auch das ist ein Grund dafür, dass er zunehmend an Popularität gewinnt und immer mehr Anhänger findet.

Im ersten Teil dieses Buches werden Prinzipien, Wirkungsweisen und Methoden des funktionellen Krafttrainings dargestellt und damit der Nutzen dieser Trainingsform beleuchtet.

Der Aspekt der Übungsdurchführung -speziell unter Einsatz des Schlingen-trainers- bildet die Grundlage für den zweiten Teil des Buches, dem Übungskatalog. Er bietet eine Fülle an Übungen, die von einfachen bis hin zu komplexen Bewegungsanforderungen für unterschiedlichste Sportarten reichen. Durch den Einsatz labiler Untergründe oder veränderter Ausgangspositionen können diese weiter variiert werden und lassen sich so dem Leistungsstand des Sportlers anpassen.

Somit sind die Voraussetzungen für eine vielseitiges, abwechslungsreiches und sehr effektives Training mit der Schlinge geschaffen.

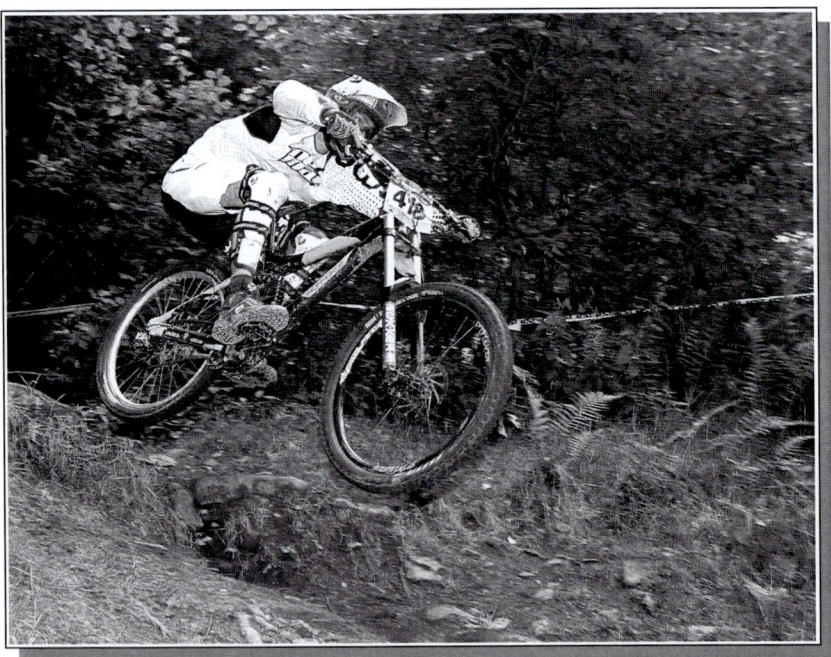

Funktionelles Krafttraining

Bewegungen entstehen stets durch ein komplexes und fein koordiniertes Zusammenspiel mehrerer Muskeln. Dabei ist es egal, ob es sich um einfache und vergleichsweise alltägliche Bewegungen wie laufen, springen, oder werfen handelt oder dem Organismus weitaus komplexere Bewegungshandlungen abgefordert werden. Isolierte Muskelaktivität gibt es im Sport so gut wie nie. Auch im Alltag nicht. Diesem Gesichtspunkt versucht das funktionelle Krafttraining gerecht zu werden. Mehrdimensionale Übungen entsprechen den Bewegungsmustern unseres Körpers, so dass sich Kraft, Koordination und Beweglichkeit, die sich entwickeln, optimal auf die Anforderungen unterschiedlichster Sportarten übertragen lassen. Das Augenmerk liegt nicht ausschließlich auf mehr Kraft, sondern ebenso auf *Bewegungsökonomie*, *Gleichgewicht* und *Körperstabilität*. Diese Eigenschaften spielen vor allem bei dynamischen Bewegungen eine ganz entscheidende Rolle. Und damit quasi generell im Sport. Denn so gut wie jede Sportart lebt von ihrer Dynamik!

Funktionelles Krafttraining wirkt einseitiger Muskelentwicklung entgegen und durch die meist labilen Trainingsanforderungen, die durch den Einsatz der Schlinge gegeben sind, auch die *Gelenkstabilität*. Damit trägt funktionelles Krafttraining ganz entscheidend dazu bei, dass Sportler über eine *größere Belastungsverträglichkeit* verfügen. Sie sind *weniger verletzungsanfällig* und damit einfach generell *leistungsfähiger*.

Funktionelles Krafttraining ist somit sowohl zur Gesunderhaltung und Fitnessverbesserung im Breiten- als auch zur Leistungssteigerung im Spitzensport geeignet. Nach Verletzungen kann es den Sportler in der *Rehabilitation unterstützen* und ihn schnell wieder an seine alte Leistungsfähigkeit heranführen.

Funktionelles Krafttraining kann man somit auch als *zweckmäßiges* oder *zweckorientiertes Training* bezeichnen. Sportartübergreifend richtet es seinen Fokus auf die „Grundbewegungsformen", wie sie in den meisten Sportarten sowie im Alltag vorkommen. Damit baut das funktionelle Krafttraining auf den Gemeinsamkeiten verschiedenster Sportarten auf und Athleten unterschiedlichster Disziplinen können aus ein und demselben

Programm ihren Nutzen ziehen. Der Transfer des Gelernten auf neue Anforderungen gelingt schnell und mühelos.

Funktionelles Krafttraining unterscheidet sich ganz wesentlich vom konventionellen Krafttraining, wie es schwerpunktmäßig immer noch in der Vorbereitung vieler Sportler eingesetzt wird. Sie nutzen viele Übungen, die Muskelgruppen einer isolierten Belastung aussetzen. Wenn wir uns aber fragen, wie viele Bewegungen, sowohl im Sport als auch im Alltag, auf ein einzelnes Gelenk, beziehungsweise eine Muskelgruppe, beschränkt sind, dann kommen wir zu einer eindeutigen Antwort: KEINE.

Vern Gambetta und Gary Gray, zwei anerkannte Experten auf dem Gebiet des funktionellen Trainings, beziehen zu diesem Themenkomplex eindeutig Stellung: „Bewegungen, die nur einen einzigen Muskel isoliert beanspruchen, sind als unfunktionell zu bezeichnen. Funktionelle Bewegungsformen integrieren immer mehrere Muskeln und Muskelgruppen gleichzeitig" (Gambetta und Gray 2002).

Zur deutlichen Abgrenzung von isoliertem und funktionellem Krafttraining können wir somit die folgenden Konsequenzen herausstellen:

→ Im *isolierten Krafttraining* geht es vorrangig um die Verbesserung der muskulär-energetischen und nervalen Einflussgrößen *innerhalb des Muskels*.

→ *Funktionelles Krafttraining* dient der Verbesserung des *Zusammenspiels der Muskulatur* innerhalb einer *komplexen Bewegung*.

Isoliertes Training eignet sich damit sehr gut um die Kraft einzelner Muskeln oder ausgewählter Muskelpartien zu steigen, birgt aber die Gefahr in sich, dass es bei einseitiger Ausrichtung zu so genannten Muskelfehlsteuerungen führen kann. Es handelt sich dabei um ein Ungleichgewicht in der muskulären Entwicklung, das sich dann negativ auf Koordination, Bewegungspräzision sowie Ökonomie bei sportartspezifischen Abläufen auswirken kann. Eine weitere mögliche Konsequenz können Verletzungen und Abnutzungserscheinungen durch Über- oder Fehlbelastung der Gelenke, Muskeln und Sehnen sein. Ein Teufelskreis den es unbedingt zu durchbrechen gilt! Funktionelles Krafttraining ist ein wirkungsvoller Ansatz, der mit vergleichsweise geringem Aufwand optimale Resultate erzielt und den Sportler verletzungsfrei und leistungsfähig hält!

Eine Ergänzung des isolierten Krafttrainings durch funktionelles Training wirkt also dem beschriebenen Dilemma entgegen. Es steigert die Kraft, verbessert die Haltung und führt damit auch zu größerer Beweglichkeit sowie präziserer Koordination.

Die Frage ist nicht: Isoliertes oder funktionelles Krafttraining! Auch isoliertes Krafttraining hat seine Berechtigung und viele Vorteile! Es gilt beide Komponenten sinnvoll in das Training zu integrieren, wobei je nach Leistungsvermögen des Athleten, Sportart und Trainingsphase der Schwerpunkt mehr auf der einen oder anderen Seite liegen kann.

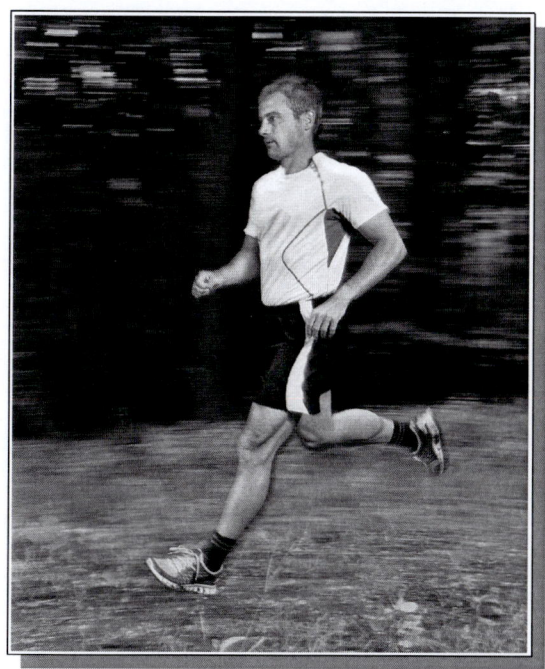

Kinematische Muskelketten

Wie bereits erwähnt, geht es beim funktionellen Krafttraining um das Training von Bewegungsabläufen. Um die Wirkungsweise besser zu verdeutlichen, weichen wir von der konventionellen Betrachtung von Muskelbewegungen ab und versuchen diese in ihrer funktionalen Einheit zu beschreiben. Die stützt sich nicht auf die althergebrachten Begriffe wie Beugung und Streckung in einem Gelenk, sondern beschreibt die Muskelfunktionen als kinematische Kettenreaktion über mehrere Gelenke und damit den gesamten Bewegungsablauf von der Ausgangs- bis in die Endposition. Dieses Konzept betrachtet somit alle an der Bewegung beteiligten Muskeln und Gelenke in ihrem komplexen Zusammenspiel. Was bedeutet dies konkret?

Um Bewegungsabläufe im Alltag oder Sport auszuführen, nutzen wir so genannte kinematische Muskelketten. Für eine flüssige Kraftübertragung von einer Ausgangs- zu einer Endposition muss das Zusammenspiel mehrerer Muskeln zeitlich optimal koordiniert werden. Im Idealfall addieren sich dabei alle Kraft- und Schwungimpulse innerhalb der Bewegung. Das Beispiel eines Tennisaufschlages soll dies verdeutlichen:

→ die Aufschlagbewegung wird durch eine Vorwärtsverlagerung des Körpergewichtes eingeleitet

→ der Ball wird mit einer Körperaufrichtung und Gewichtsverlagerung nach hinten hochgeworfen, der Schläger gleichzeitig über den Kopf nach oben gebracht

→ durch die Körperspannung wird diese Kraft weitergeleitet und verstärkt

→ eine Rotation des Oberkörpers um die Längsachse unterstützt und verstärkt den Kraftimpuls weiter, womit auch die Schlagschulter von hinten nach vorne gebracht wird

→ durch die Schlagbewegung des Armes aus der Schulter wird der Impuls auf den Unterarm übertragen und durch die Streckung des ganzen Armes weiter verstärkt

→ der letzte Kraftimpuls kommt dann abschließend aus dem Handgelenk, das zum Zeitpunkt des Treffpunktes gleichzeitig nach vorne/unten klappt.

Richtig koordiniert und im Bewegungsablauf optimiert, ergibt die Summe all dieser Kraftimpulse einen möglichst harten und effektiven Aufschlag. Die Ursache des Ganzen ergibt sich aus der kinematischen Muskelkette. Die drei großen kinematischen Ketten des Körpers sind für das Training besonders interessant:

→ die *ventrale Kette*, die sich auf der Vorderseite des Körpers vom Kopf bis zu den Zehenspitzen ersreckt

→ die *dorsale Kette*, sie umfasst die gesamte rückwärtige Muskulatur vom Kopf bis zu den Fersen

→ die *laterale Kette*, die sich entlang der Körperseite erstreckt

Ergänzend zu diesen drei großen Muskelketten gibt es viele weitere, die dann auch bei Rotations- und Drehbewegungen ihren Beitrag zur jeweiligen Kraftentwicklung leisten. Ganz nach individueller Anforderung. Muskelketten ergeben sich aus der Bewegungsaufgabe und können vielfältiger Natur sein, das Beispiel des Tennisaufschlags verdeutlicht dies anschaulich.

Wenn wir dieser Betrachtung folgen, dann ergeben sich viele Aspekte, die für das Training in Bewegungen und kinematischen Ketten sprechen.

Andererseits kann aber auch ein isoliertes Training einzelner Muskelgruppen wichtig sein. Vor allem dann, wenn es sich um Schwachstellen innerhalb von Muskelketten handelt. In diesem Zusammenhang spricht der amerikanische Fitnessexperte Mark Verstegen vom Konzept der „Innervation durch Isolation", was so viel bedeutet, dass Muskeln manchmal auch isoliert werden müssen um in ihrer Funktion gestärkt zu werden. So verbessert sich durch die Kräftigung einzelner Muskeln deren individuelle Funktionalität und damit auch die Funktionalität des gesamten Körpers. In besonderem Maße trifft dies auf die folgenden drei Muskelgruppen zu:

→ *tiefe Bauchmuskulatur*

→ *Hüftabduktoren*

→ *Schulterblattstabilisatoren*

Wir können innerhalb einer Bewegung immer nur so effektiv und kraftvoll arbeiten, wie es das schwächste Glied der betroffenen kinematischen Kette zuläßt. Daher wird beim funktionellen Training sehr viel Wert auf das Core-Training (Körperkern ≡ Rumpfmuskulatur) gelegt. Der Körperkern nimmt bei fast allen Bewegungen eine Schlüsselrolle ein. Wir benötigen eine starke Rumpf- und Hüftmuskulatur um Kräfte möglichst effektiv auf Gliedmaßen zu übertragen.

Eine ähnlich wichtige Rolle für Bewegungen aus dem Oberkörper kommt der Schultermuskulatur zu, insbesonders den Schulterblattstabilisatoren. Ebenso sind sie in Verbindung mit der oberen Rücken- und Nackenmuskulatur für eine aufrechte Haltung von Rücken und Kopf mitverantwortlich.

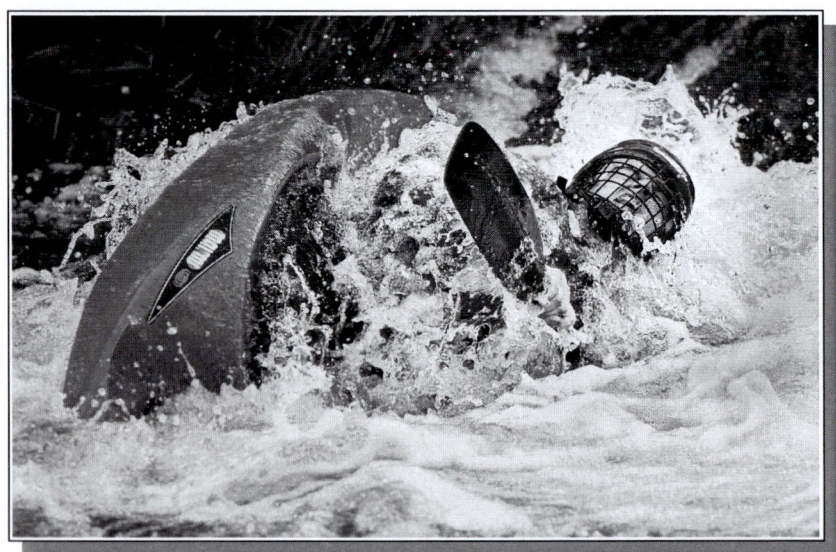

Gelenkstabilisation

Die Muskeln des menschlichen Organismus lassen sich in Ihrer Funktion ganz grob in zwei Klassen einteilen. Erstens in die Muskeln, die für ein Gelenk eine stabilisierende Funktion wahrnehmen. Und zweitens in die, die im Gelenk für die Bewegung zuständig sind. Erstere bezeichnet man als Stabilisatoren, zweitere als Mobilisatoren. Stabilisatoren können zusätzlich in lokale und globale Stabilisatoren unterteilt werden.

Lokale Stabilisatoren werden auch gerne als die tiefliegenden Muskeln des Körpers bezeichnet, sie setzen sehr nah an der Drehachse des Gelenks an und haben die primäre Stütz- und Schutzfunktion für das Gelenk. Sie sind damit für die Feinjustierung und vor allem statische Stabilität des Gelenks verantwortlich. Sie haben keine Bewegungsfunktion und bestehen aus ausdauernden, langsam kontrahierenden Fasern. Um ihre Funktion optimal erfüllen zu können, weisen lokale Stabilisatoren immer eine leichte Muskelspannung auf, so dass sie schnell auf einwirkende äußere Kräfte reagieren können.

Globale Stabilisatoren können größere Kräfte abfangen und unterstützen die lokalen in ihrer Funktion. Sie können auf mehrere Gelenke wirken und sind vor allem für die Kontrolle und das Gleichgewicht in einer Bewegung zuständig.

Mobilisatoren sind die oberflächlichen Muskeln unseres Körpers und für Bewegungen im Gelenk verantwortlich. Meist überbrücken sie zwei Gelenke. Mobilisatoren sind auch für schnelle, explosive Bewegungen zuständig.

Manche Muskeln können je nach Situation und Anforderung sowohl als globale Stabilisatoren als auch als Mobilisatoren arbeiten.

Das funktionelle Krafttraining berücksichtigt auch den wichtigen Aspekt der Gelenkstabilisation mit dem so genannten sensomotorischen Training.

Sensomotorisches Training

Sensomotorik beschreibt das Zusammenspiel von Sinnesorganen, Nervensystem und bewegungsausführenden Organen -also vor allem der Muskulatur- und ist damit die Grundlage jeder Bewegung. Je besser die einzelnen Bestandteile zusammenspielen, desto effektiver, sicherer und ökonomischer können Bewegungen sowohl im Alltag als auch im Sport ausgeführt werden.

Das sensomotorische Training ist ein Teilaspekt des funktionellen Krafttrainings, das speziell die so genannte „Tiefensensibilität" und reflektorische Muskelaktivität des Körpers schult. Durch dieses Training werden Körperwahrnehmung, Bewegungsökonomie sowie die Gelenkstabilität verbessert.

Vor allem der letzte Punkt ist für eine wirkungsvolle Verletzungsprophylaxe ganz entscheidend, denn lokale Stabilisatoren können nicht auf herkömmliche Art und Weise trainiert werden. Ihre Aufgabe besteht ja gerade darin, dass Bewegungen unterbunden werden und damit das Gelenk stabilisiert wird. An dieser Stelle greift das sensomotorische Training: Indem durch instabile Übungsbedingungen und die gleichzeitige Verarbeitung zusätzlicher äußerer Reize neue Bewegungs- oder Stabilisierungsanforderungen gestellt werden, verändern sich Spannungs- und Bewegungsmuster der Muskulatur. Der Athlet muss sich entsprechend darauf einstellen, sein Bewegungsreportoire wird erweitert.

Für den Sportler bedeutet das, dass durch Übungen unter instabilen Bedingungen die Bewegungssicherheit und -variabilität verbessert wird und er sich schneller und effektiver auf veränderte Bedingungen einstellen kann.

Das Training mit der Schlinge bietet hervorragende Möglichkeiten um den Athleten in seiner sensomotorischen Wahrnehmung immer wieder neu herauszufordern.

Auf Grundlage der hier angestellten Überlegungen kann man dem sensomotorischen Training somit vor allem zwei wesentliche Zielsetzungen zuordnen:

1. **Verbesserung der funktionellen Gelenkstabilität**

   Die funktionelle Gelenkstabilität wird innerhalb einer Gelenk-
   verschiebung maßgeblich durch den zu jedem Zeitpunkt ver-
   änderlichen Muskeltonus bestimmt und ist damit ein wichtiger
   Schutzmechanismus für das Gelenk. Durch sensomotorisches
   Training wird die neuromuskuläre Reaktionsbereitschaft
   wesentlich verbessert. Die Gelenkstabilität wird optimiert, was
   wiederum einen Beitrag zur Verletzungsprophylaxe leistet.

2. **Kontrolle und Erlernen von Bewegungsmustern**

   Ein Teil des sensomotorischen Trainings dient auch dazu, neue
   Bewegungsmuster zu meistern oder alte wieder neu zu erlernen.
   Dies ist beispielsweise nach einer verletzungsbedingten Pause
   der Fall. Die damit verbundene Inaktivität führt zu einer ver-
   minderten Gelenkstabilität. Ziel des sensomotorischen Trainings
   ist es dann, möglichst schnell und möglichst nah wieder an das
   alte Bewegungsmuster zu gelangen.

Die Wirkungen des sensomotorischen Trainings lassen sich folgendermaßen beschreiben:

→ Verbesserung der inter- und intramuskulären Reaktion

→ Erweiterung des Bewegungsspektrums

→ Gute Haltungsstabilität durch muskelaufbauende Wirkung

→ Ökonomischer Krafteinsatz bei Alltags- und Sportbelastungen

→ Verbesserte Reaktionsmöglichkeit auf externe Reize

→ Verbesserung des Körpergefühls

→ Verbesserung des Gleichgewichtsvermögens

Wie beim Koordinations- und Techniktraining führt ein häufiges Wieder-
holen der Bewegungsmuster zu spezifischen Anpassungserscheinungen. Mit

der Zeit werden Bewegungen ökonomischer ausgeführt und sind mit größerer Stabilität sowie geringerem Krafteinsatz durchführbar. Generell sollte sensomotorisches Training nach folgenden Grundsätzen absolviert werden:

→ vom Bekannten zum Unbekannten

→ vom Leichten zum Schwierigen

→ vom Einfachen zum Komplexen

Übungen können unter zwei unterschiedlichen Aspekten erschwert werden:

1. **veränderte Sensorik:** durch verschiedene Maßnahmen werden unter Zusatzbedingungen oder -aufgaben variable Sinnesempfindungen vermittelt. Der Athlet muss sich so den veränderten Umweltbedingungen anpassen. Ein Beispiel ist die Verwendung einer labilen Unterlage, so dass daraus größere Anforderungen an das Gleichgewicht resultieren.

2. **eingeschränkte Sensorik:** die Übung wird durch ausgeschaltete Sinne erschwert, andere Sensorsysteme des Organismus werden zu verstärkter Aktivität herangezogen, beispielsweise wird dies durch das Schließen der Augen erzwungen.

Beim sensomotorischen Training ist die Konzentration auf die zu verbessernden Prozesse der Bewegungssteuerung die alles entscheidende Komponente. Koordinative Anforderungen müssen über das „normale" Maß hinaus erhöht werden. Dies geschieht mit vielfältigen und ungewohnten Bewegungsaufgaben sowie neuen, veränderten, und „kniffligen" Übungsbedingungen. Sensomotorisches Training sollte grundsätzlich in ermüdungsfreiem Zustand erfolgen. Der Athlet sollte *konzentriert üben* und die koordinativen Schwierigkeiten *aktiv* bewältigen.

Trainingseffekte

In den vorangegangenen Kapiteln haben wir Hintergründe und Wirkungs-weise des funktionellen Krafttrainings beleuchtet. Konkret bietet sein Einsatz für den Sportler vor allem folgende Vorteile und Trainingseffekte:

→ *Leistungssteigerung* in der Spezialsportart durch Verbesserung:

→ komplexer Bewegungsmuster

→ der Muskelansteuerung durch das zentrale Nervensystem

→ der Beweglichkeit

→ der Schnelligkeit

→ der Kraft

→ *Verletzungsprophylaxe* durch:

→ Verbesserung der Gelenkstabilität

→ Vermeidung einseitiger Muskelentwicklung

Damit trägt funktionelles Krafttraining dazu bei, dass der Sportler über eine *größere Belastungsverträglichkeit* verfügt sowie *weniger verletzungsan-fällig* und damit generell *leistungsfähiger* ist. Funktionelles Krafttraining ist somit einerseits ein sehr gutes Mittel zur Gesunderhaltung und Fitness im Breitensport. Andererseits aber auch ein optimales Werkzeug zur Leist-ungssteigerung und -optimierung im Spitzensport.

Funktionelles Krafttraining kann und sollte ganzjährig betrieben werden. Für Leistungssportler liegt der Schwerpunkt sicherlich in der Vorbereit-ungsperiode, in der die Grundlagen für den weiteren Saisonverlauf gelegt werden. Um die erarbeiteten Grundlagen zu konservieren, sollte es aber auch in der Wettkampfsaison in vermindertem Umfang beibehalten werden.

Der Schlingentrainer

Der Ursprung des Schlingentrainings liegt in den 80er Jahren des zwanzigsten Jahrhunderts und kommt aus Norwegen. Entwickelt wurde es anfänglich zur Therapie und Rehabilitation von Schulter- und Rückenpatienten. Das sogenannte "Sling - Exercise - Training", kurz S.E.T, ist heute in vielen Therapieeinrichtungen etabliert und erfreut sich einer breiten Anwendungsmöglichkeit.

Neben seinem Einsatz in Therapie und Rehabilitation wurde es in den letzten Jahren vermehrt auch bei Fitness- und Leistungssportlern populär. Und das zu Recht! Stellt es doch auf für jenes Klientel eine hervorragende Möglichkeit dar, um die Leistungsfähigkeit zu steigern und die Verletzungsanfälligkeit zu verringern!

Das Training mit der Schlinge ist geradezu dazu prädestiniert, um neben der reinen isolierten Kraft einzelner Muskelpartien, die zweifelsohne auch beim Training an den Schlingen verbessert wird, in kinematischen Muskelketten zu trainieren. Durch die Instabilität der Seile wird das Zusammenspiel von Zentralnervensystem, Muskeln und Gelenken in der Bewegung optimiert.

Schwachstellen in Muskelketten sind bei den Übungen recht schnell erkennbar, so dass Schonhaltungen und falsche Bewegungsmuster aufgedeckt werden können. Durch das Schlingentraining findet eine Neuaktivierung der Sensomotorik und lokaler Stabilisatoren statt. Dies wiederum trägt seinen Beitrag zu verbesserter Leistungsfähigkeit und verminderter Verletzungsanfälligkeit bei. Zusätzlich verbessert sich durch das Training auch die Körperwahrnehmung.

Die Wirkungen des Trainings an der Schlinge lassen sich folgendermaßen beschreiben:

→ Erhöhung der *Muskelkraft*

→ Verbesserung der *inter- und intramuskulären Reaktion* der Muskulatur (innerhalb eines Muskels sowie im Zusammenspiel mehrerer Muskeln untereinander)

→ Erweiterung des ***Bewegungsspektrums***

→ Gute ***Haltungsstabilität*** durch muskelaufbauende Wirkung

→ ***Ökonomischer Krafteinsatz*** bei Alltags- und Sportbewegungen

→ Verbesserte ***Reaktionsmöglichkeit*** auf externe Reize

→ Verbesserung des ***Körpergefühls***

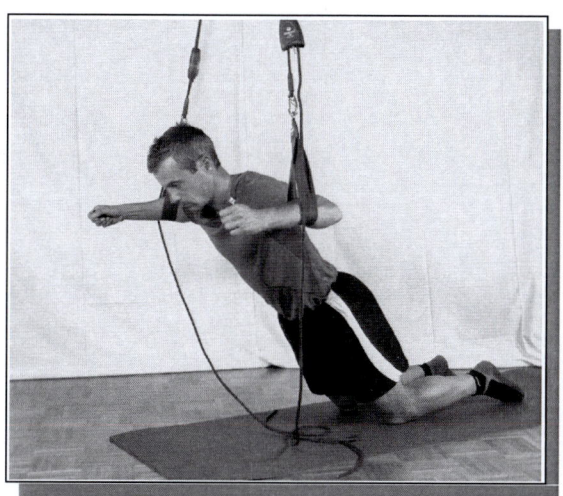

Aufhängung des Schlingentrainers

Die Aufhängung des Schlingentrainers hat Einfluss auf den Widerstand, den Bewegungsausschlag sowie die Kompression innerhalb der betroffenen Gelenke. Somit variieren Wirkung und Schwierigkeit des Trainings. Um die Auswirkungen zu verdeutlichen, zeigen wir dies an einer Übung, bei der lediglich der Aufhängepunkt des Schlingetrainers variiert wird. Immer in Bezug zu dem Gelenk -in unserem Beispiel die Hüfte- in dem die Bewegung stattfindet. Das Prinzip läßt sich auf andere Übungen entsprechend übertragen und trägt wesentlich zum Verständnis der Wirkungsweise des Schlingentrainers bei.

Axiale (über dem Gelenk) Aufhängung

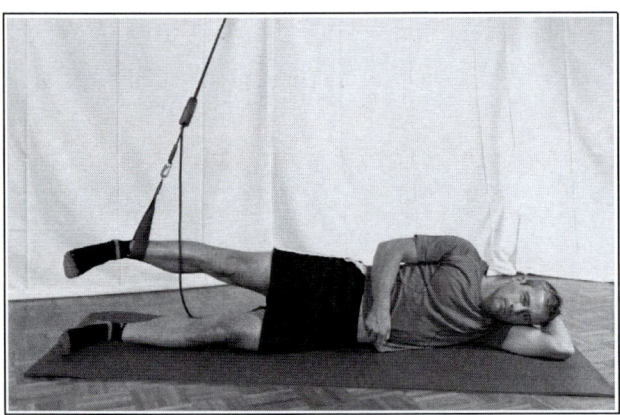

In der axialen Aufhängung befindet sich der Aufhängepunkt der Schlaufe genau über dem Gelenk, in dem die Bewegung ausgeführt wird. Dadurch ergibt sich für die Extremitäten -in unserem Bildbeispiel das obere Bein- eine horizontale Bewegungsbahn, so dass die Ausführung ohne einen direkten Einfluss der Schwerkraft absolviert werden kann.

Auswirkungen der axialen Aufhängung:

- → Bewegung in beide Richtungen ohne Einfluss der Schwerkraft
- → leichter Kompressionseffekt im Gelenk (abhängig von Seillänge)

Kraniale (über dem Kopf) Aufhängung

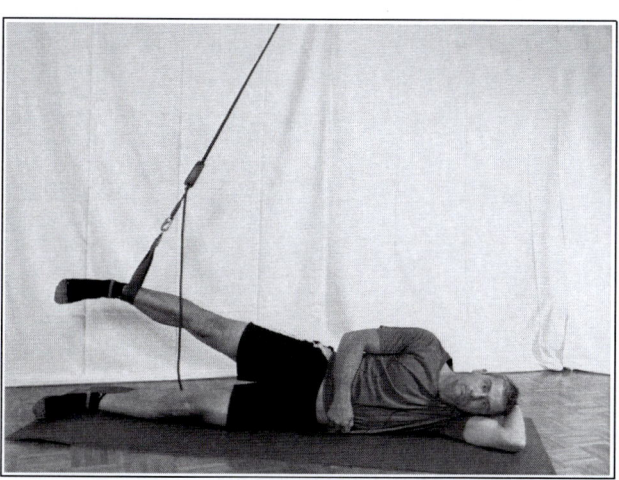

Dadurch, dass der Aufhängepunkt weiter in Richtung Kopf verlagert wird, erhöht sich der Kompressionseffekt auf das Gelenk. Die Bewegungsbahn ist nicht mehr horizontal, sondern wird zu einer konvexen. Das bedeutet, dass sich der Fuß bei einer Bewegung nach vorne oder hinten, durch die Annäherung an den Aufhängepunkt, absenkt. Die Bewegung wird dadurch etwas erleichtert. Zurück in die Ausgangsposition wird sie dagegen erschwert, da der Fuß wieder etwas nach oben angehoben werden muss und damit gegen die Schwerkraft gearbeitet wird.

Auswirkungen der kranialen Aufhängung:

- → negatives Gewicht (Erleichterung) raus in die Bewegungsbahn
- → Widerstand zurück in die Ausgangsposition
- → Kompressionseffekt im Gelenk
- → Erhöhter Bewegungsausschlag

Kaudale (über dem Fuß) Aufhängung

Dadurch, dass der Aufhängepunkt weiter in Richtung Fuß verlagert wird, wird das Gelenk entlastet, das Seil zieht das Bein gewissermaßen etwas aus dem Gelenk nach aussen.. Die Bewegungsbahn wird konkav. Das bedeutet, dass sich der Fuß bei einer Bewegung nach vorne oder hinten, durch eine weitere Entfernung vom Aufhängepunkt, weiter vom Boden abhebt. Die Bewegung wird dadurch etwas erschwert. Zurück in die Ausgangsposition wird sie dagegen erleichtert, da der Fuß wieder etwas nach unten abgesenkt wird und damit die Schwerkraft die Bewegung unterstützt.

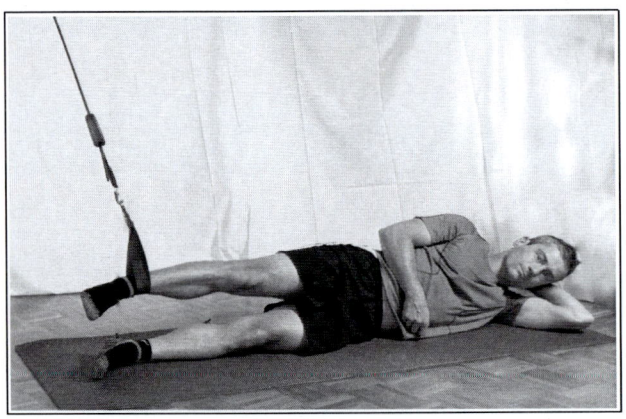

Auswirkungen der kaudalen Aufhängung:

- → Widerstand raus in die Bewegungsbahn
- → negatives Gewicht (Erleichterung) zurück in die Ausgangsposition
- → Dekompressionseffekt im Gelenk
- → Reduzierter Bewegungsausschlag

Laterale (seitliche) Aufhängung

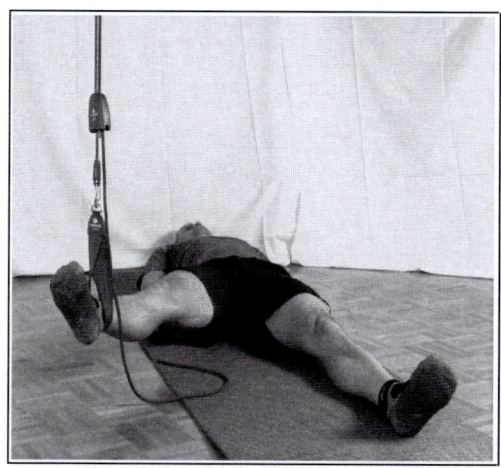

Wird der Aufhängepunkt nach aussen verlagert, so ergibt sich eine schräge Bewegungsebene: Wird der Fuß in Richtung Körper bewegt, so wirkt die Schwerkraft der Bewegung entgegen, der Fuß muss in eine höhere Position gebracht werden und der zu überwindende Widerstand steigt. Bei der Bewegung zurück ergibt sich der entgegengesetzte Effekt: die Schwerkraft hilft bei der Bewegungausführung, der Fuß wird etwas abgesenkt.

Auswirkungen der lateralen Aufhängung:

→ Erhöhter Widerstand bei Bewegung weg vom Aufhängepunkt
→ negatives Gewicht (Erleichterung) hin zum Aufhängepunkt

Mediale (mittige) Aufhängung

Wird der Aufhängepunkt zur Körperlängsachse verlagert, so ergibt sich ebenfalls eine schräge Bewegungsebene: Bewegt sich der Fuß vom Aufhängepunkt weg, so wirkt die Schwerkraft der Bewegung entgegen, der Fuß muss in eine höhere Position gebracht werden und der zu überwindende Widerstand steigt. Bei der Bewegung zurück ergibt sich wiederum der entgegengesetzte Effekt: die Schwerkraft hilft bei der Bewegungsausführung, der Fuß senkt sich etwas ab.

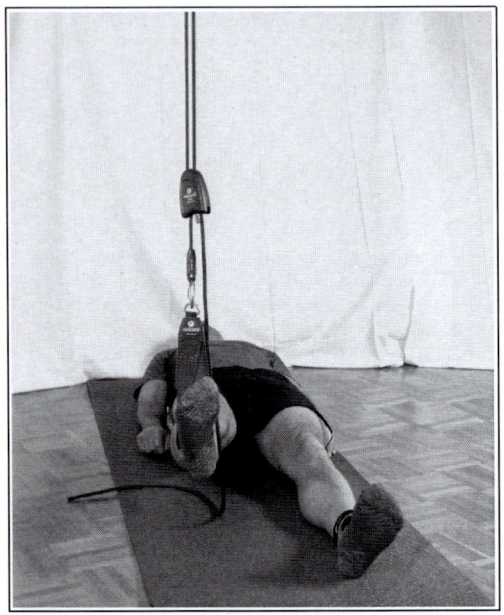

Auswirkungen der medialen Aufhängung:

→ Erhöhter Widerstand bei Bewegung weg vom Aufhängepunkt
→ negatives Gewicht (Erleichterung) hin zum Aufhängepunkt

Unterlage / Zusatzgeräte

Neben der Wahl des Aufhängepunktes können Übungen am Schlingentrainer durch weitere Variation der Ausgangsbedingungen in ihrem Schwierigkeitsgrad verändert werden. So ist eine optimale Anpassung an die Bedürfnisse und den Leistungsstand des Trainierenden möglich.

Eine Möglichkeit besteht in der Wahl der Unterlage, beziehungsweise in der Nutzung zusätzlicher Geräte: Nehmen Sie Zusatzgewichte in die Hand, nutzen Sie einen Pezziball als Unterstützungsfläche oder stellen Sie sich bei Übungen, die im Stand durchgeführt werden, auf eine labile oder flexible Unterlage, so können Sie die Übungen deutlich erschweren.

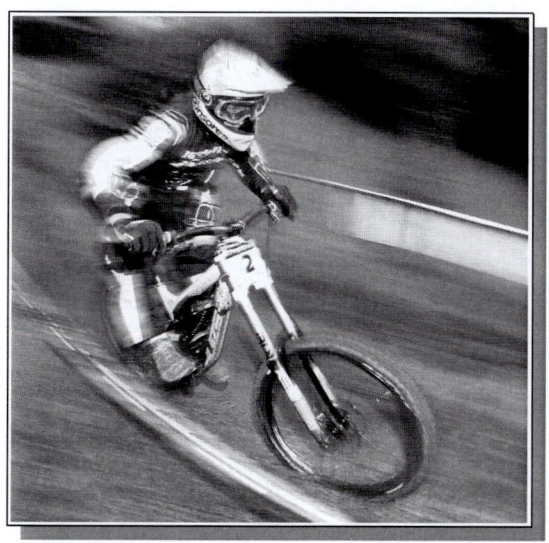

Ausgangsposition

Auch die Ausgangsposition hat einen großen Einfluss auf den Schwierigkeitsgrad der Übung. Neben asymetrischen Belastungen -z.B. Stand oder Fixierung mit nur einem Bein-, kann auch der Hebelarm bei der Übungsdurchführung variiert werden: Hier sind es vor allem drei Möglichkeiten der Progression:

> → Schlaufenhöhe
> → Abstand der Schlaufe zum Körper
> → Positionierung der Schlaufe an den Extremitäten

Die nachfolgenden Bilder veranschaulichen an einer Übung die jeweiligen Progressionsmöglichkeiten durch die Wahl unterschiedlicher Ausgangspositionen:

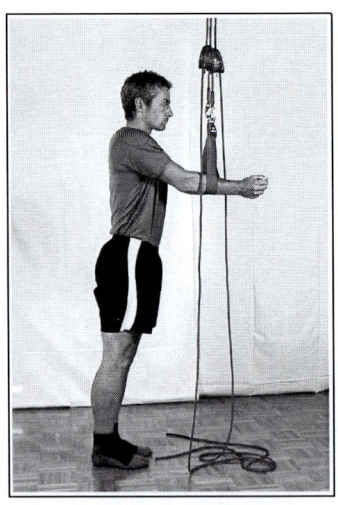 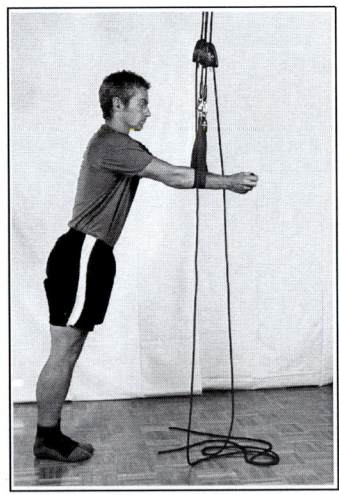

Der *weitere Fußabstand* des Trainierenden zur Senkrechten der herabhängenden Schlaufe vergrößert den Hebelarm und damit den Schwierigkeitsgrad der Übung.

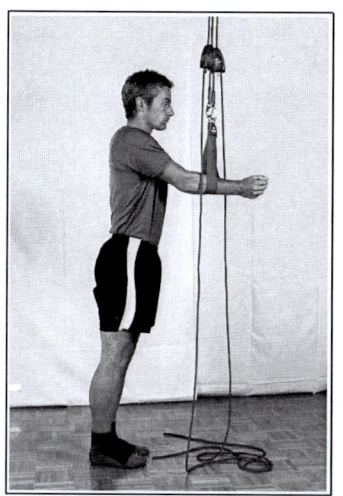 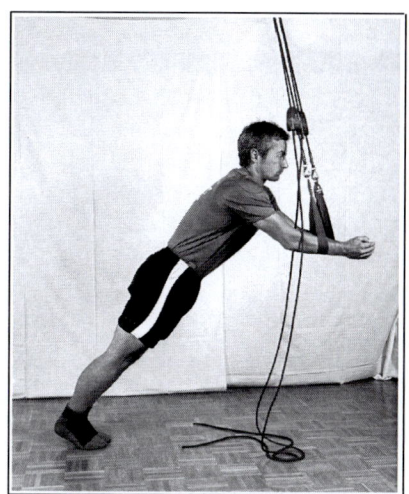

Die *tiefer hängenden Schlaufen* vergrößern den Hebelarm und damit den Schwierigkeitsgrad der Übung.

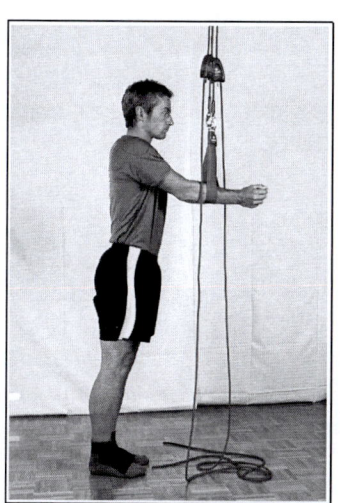 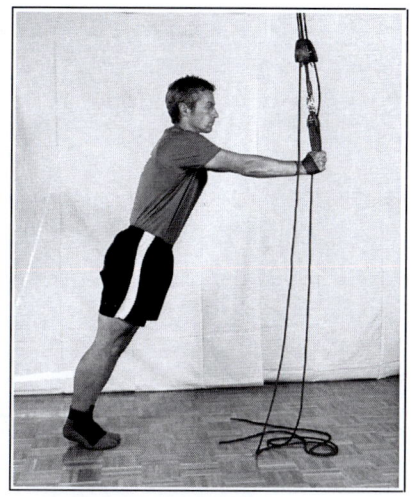

Der *Griff in den Schlaufen* - anstatt der Fixierung an den Unterarmen - vergrößert den Hebelarm und damit den Schwierigkeitsgrad der Übung.

Übungsdurchführung

Für optimale Trainingseffekte sind einige Hinweise und Prinzipien für die Durchführung der Übungen ganz hilfreich. Sie bilden die Grundlage und Eckpfeiler für ein effektives funktionelles Training mit der Schlinge.

Konzentration

Die permanente Aufmerksamkeit in jeder Bewegungsphase ist ein entscheidendes Kriterium für die Schulung von Koordination und Eigenwahrnehmung. Daher steht die *Qualität der Bewegung vor der Quantität der Wiederholungszahlen*!

Rumpfstabilisierung

Die Rumpfmuskulatur bildet im funktionellen Krafttraining das *Schlüsselelement aller Bewegungen*. Sie ist einem Kern vergleichbar. Der Rumpf gibt dem gesamten Körper während der Übungsausführung seine Stabilität und richtet die Wirbelsäule gerade und aufrecht aus. Daher ist die Aktivierung der Körpermitte mit seiner rumpfstabilisierenden Muskulatur bei allen Übungen extrem wichtig.

Die Schlüsselstellung nimmt der *quere Bauchmuskel* ein: bei fast allen Bewegungen der Extremitäten ist er der erste Muskel, der zur Stabilisierung des Körpers aktiviert wird. Der Bauch sollte während der Bewegungsausführung immer *unter leichter Spannung* sein. Er sollte flach auf den Hüftknochen aufliegen, so als wollten Sie den Bauchnabel von einer imaginären Gürtelschnalle wegziehen. Halten Sie den Bauch straff, aber atmen Sie dabei gleichmäßig und tief weiter.

Hüftstabilisierung

Die Hüfte ist das zweite tragende Element für die Übungsausführung. Vor allem Bewegungen in den Beinen haben hier ihren Ursprung. Aktivieren Sie bei den Übungen also neben dem Bauch vor allem auch die *Gesäßmuskulatur*. Mit beweglichen und stabilen Hüftgelenken können Sie Ihre Kraft in der Beinmuskulatur optimal ein- und umsetzen.

Schulterstabilisierung

Die Schultermuskulatur ist eine wichtige Komponente für Bewegungen sowie die Haltung im Oberkörper. Von der Schulter gehen die Bewegungen der Arme aus, ebenso ist sie in Verbindung mit der oberen Rücken- und Nackenmuskulatur für eine aufrechte Haltung von Rücken und Kopf mitverantwortlich. Versuchen Sie bei allen Übungen die *Schulterblätter hinten zusammen* zu führen und *locker nach unten* in Richtung Gesäß fließen zu lassen.

Atmung

Eine *gleichmäßige Atmung* unterstützt den Bewegungsfluss und bestimmt den Bewegungsrhythmus. Außerdem fördert ein gutes Atemmuster die Verbindung zwischen Beckenboden und Zwerchfell und gibt damit dem Rumpf zusätzliche Stabilität. Dazu wird in einer *seitlichen Rippenatmung* in der Phase der Muskelkontraktion -meist verbunden mit einer Rumpfaufrichtung- ein- und in der Phase der Rückbewegung -meist verbunden mit einer Rumpfbeugung- ausgeatmet. Eine Pressatmung ist unter allen Umständen zu vermeiden!

Bewegungsfluss

Der Körper ist ein zusammenhängendes Gebilde. *Wir trainieren Bewegungen* und nicht die Muskulatur einzelner Körperteile. Die Muskeln unterschiedlicher Körperregionen beeinflussen sich während der Übungsausführung gegenseitig. Und hier hat dann wieder der Körperkern als Stabilisator und Initiator der Bewegungen seine tragende Rolle. Wenn Sie auf den Bewegungsfluss achten, wird das Zusammenspiel der Muskulatur gefördert und ökonomisiert sowie die Balance des Körpers verbessert. Das kommt Ihnen sowohl bei Alltagsbewegungen als auch in Ihrer Spezialsportart zu Gute.

Progression

Der methodische Weg im sensomotorischen Training -und damit auch im Training mit der Schlinge- sollte immer von einer einfachen Übungsausführung ausgehen. Wird die Übung beherrscht, dann kann sukzessive die Schwierigkeit erhöht werden. Die Auswirkungen der Schlingenaufhängung, der Nutzung von Zusatzgeräten sowie der Wahl der Ausgangsposition wurden erwähnt. Der konkrete Weg bei der Übungsprogression in Bezug auf die Übungsdurchführung sieht folgendermaßen aus:

→ von kleiner zu großer Bewegungsamplitude

→ von großer zu kleiner Unterstützungsfläche

→ von einfachen zu komplexen Bewegungsmustern

→ Kombination der Hauptübung mit Zusatzaufgaben

Methoden im Krafttraining

Die Wiederholungsanzahl bei der Übungsdurchführung ist vom Trainings-ziel abhängig:

Zum Aufbau von **Kraft** und **Muskelmasse** werden pro Satz 8-15 Wied-erholungen durchgeführt.

Beim Trainingsziel **Kraftausdauer** kann die Übungszeit entsprechend ver-längert werden und durchaus auch mehr als 20 Wiederholungen oder bis zu einer Minute Dauer umfassen.

Das reine **Maximalkrafttraining**, das hauptsächlich die nervale Ansteuer-ung (intramuskuläre Koordination) der Muskulatur trainiert, kommt beim Training mit der Schlinge nicht zum Einsatz.

Übungen des **funktionellen Krafttrainings** und zur Schulung der **Senso-motorik** sollten in möglichst erholtem Zustand durchgeführt und bei ein-tretender Ermüdung abgebrochen werden. Meist reichen 8 bis maximal 15 Wiederholungen pro Übung vollkommen aus, ein guter Richtwert für An-fänger ist eine Übungsdauer von bis zu 30 Sekunden, denn bereits nach 20 Sekunden tritt eine erste Ermüdung des sensomotorischen Systems ein. Mehr als 20 bis maximal 30 Minuten sensomotorisches Training ist normal-erweise nicht sinnvoll, da dann Konzentration und Bewegungsqualität erste Ermüdungserscheinungen aufweisen.

	Kraftausdau-ertraining	Muskelauf-bautraining	Maximal-krafttraining	Senso-motorik
Wieder-holungen	15-30	8-12	5-8	8-15
Satzzahl	2-4	2-5	3-6	2-4
Satzpause	30-60s	60-120s	120-180s	60-90s
Ausführung		langsam, Betonung der nachgebenden Phase	Explosive Kontraktion, langsam nachgebend	Langsam bis explosiv, konzentriert

Planung des Krafttraining

Um optimale Trainingsfortschritte zu erzielen, sollte das Training von Zeit zu Zeit variiert werden. Man geht dabei so vor, dass man für die unterschiedlichen Methoden des Krafttrainings Phasen von 6 bis 8 Wochen einplant. Generell empfiehlt sich der folgende Ablauf:

1. **Phase: Kraftausdauertraining:** Durch die hohen Wiederholungszahlen des Kraftausdauertrainings werden die Stoffwechselvorgänge im Muskel optimiert und damit vor allem die Ermüdungswiderstandsfähigkeit verbessert. Damit setzt man in dieser Phase die Voraussetzungen für die nachfolgenden intensiveren Krafttrainingszyklen.

2. **Phase: Muskelaufbautraining:** Durch die geringeren Wiederholungszahlen und höheren Intensitäten wird das Muskelwachstum in dieser Trainingsphase stimuliert. Das ist die Voraussetzung für höhere Kraftleistungen auch in der Spezialsportart.

3. **Phase: Maximalkrafttraining:** In dieser Phase spielen sich Anassungen im wesentlichen auf neuromuskulärer Ebene ab, also im Zusammenspiel von Muskulatur und Nervensystem. Als gute Ergänzung dient hier auch das Schnellkrafttraining, das hauptsächlich Effekte auf neuronaler Ebene bewirkt.

Kraftausdauertraining

- Erhöhte Ermüdungswiderstandsfähigkeit der Muskulatur
- Verbesserte Kapillarisierung und Nährstoffversorgung

=► *primär Anpassungen im muskulären Stoffwechsel*

Muskelaufbautraining

- Muskelzuwachs durch Dickenwachstum der Muskelfasern

=► *primär stukturelle Anpassungen der Muskelfasern*

Maximalkrafttraining

- Erhöhung des Kraftniveaus
- Verbessertes Zusammenspiel Muskulatur/Nervensysten

=► *primär neuromuskuläre Anpassungen Muskulatur/Nerven*

Die einzelnen Phasen des Krafttrainings müssen an das Periodisierungs-schema der Spezialsportart angepasst werden, die letzte Phase fällt normal-erweise in die Phase der speziellen Vorbereitung, an deren Anschluss die Wettkampfphase beginnt.

Das funktionelle Krafttraining wird begleitend in allen Phasen durchgeführt.

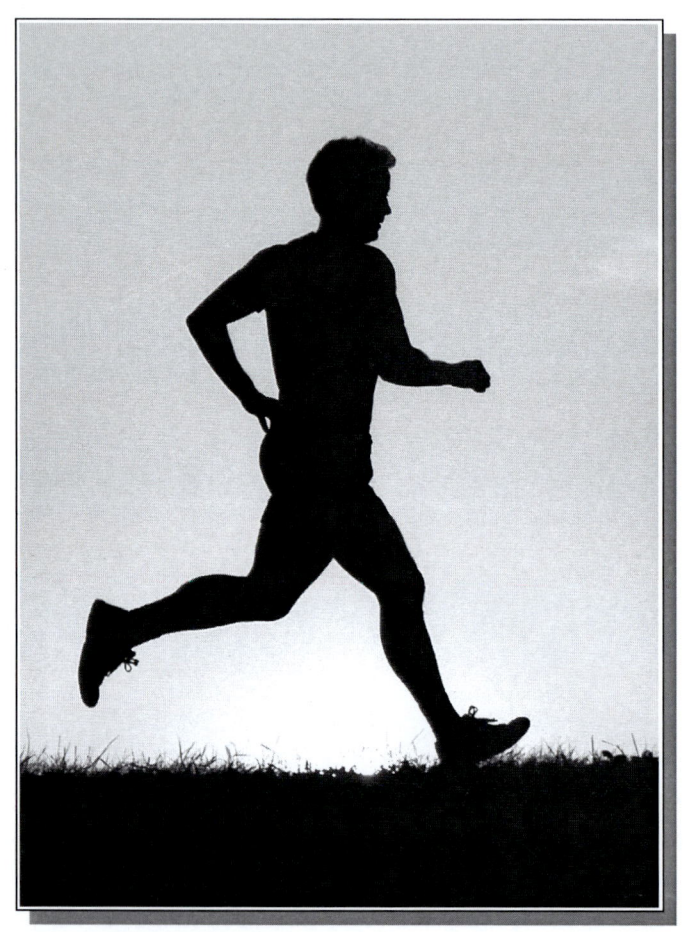

Übungskatalog

Der nachfolgende Übungskatalog richtet sich nach dem Prinzip der kinematischen Muskelketten. Damit orientieren wir uns an dem bereits im Kapitel über das funktionelle Krafttraining angesprochenen Konzept und betrachten bei den Übungen alle an der Bewegung beteiligten Muskeln und Gelenke in ihrem Zusammenspiel.

Wir unterscheiden dabei die drei großen kinematischen Ketten des Körpers:

→ die *ventrale Kette*, die sich auf der Vorderseite des Körpers vom Kopf bis zu den Zehenspitzen ersreckt

→ die *dorsale Kette*, sie umfasst die gesamte rückwärtige Muskulatur vom Kopf bis zu den Fersen

→ die *laterale Kette*, die sich entlang der Körperseite erstreckt

Neben diesen Ketten betrachten wir in extra Kapiteln die Bewegungen, die in speziellem Maße die Rotation betreffen sowie die Bewegungen, die sich verstärkt auf ein Training der Beinmuskulatur beziehen.

Die Bedeutung der Rumpf-, Hüft- und Schulterstabilisierung haben wir bereits mehrfach angesprochen: Diese Muskeln werden mehr oder weniger immer „mittrainiert" und sind bei fast allen Übungen die Voraussetzung für eine korrekte und optimale Bewegungsausführung!

Übungen ventrale Kette

Ventrale Kette im Stand I

Trainierte Muskulatur: → komplette ventrale Kette

Ausgangsposition

→ Bringen Sie beide Schlaufen zwischen Schulter- und Hüfthöhe an und legen Ihre Unterarme darin ab.

Übungsausführung

→ Verlagern Sie das Körpergewicht langsam nach vorne. Halten Sie während der Bewegung Ihren Körper gestreckt. Achten Sie auch bei der Bewegung zurück in die Ausgangsposition auf eine ausgeprägte Körperspannung, indem Sie den Bauch leicht nach innen ziehen und den Gesäßmuskel aktivieren.

Varianten

→ Durch Variation der Schlaufenhöhe und Ihren Abstand zu den Seilen können Sie den Schwierigkeitsgrad der Übung verändern.

→ Heben Sie in der Endposition einen Fuß ein paar Zentimeter vom Boden ab. Achten Sie darauf, dass Sie dabei in der Hüfte stabil und gerade bleiben.

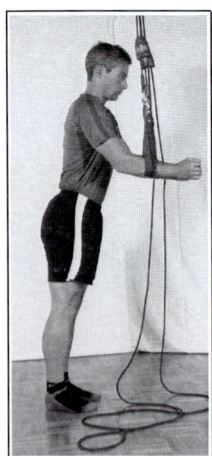 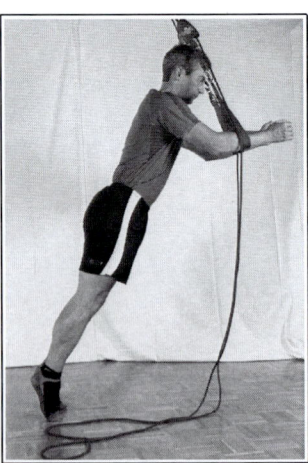 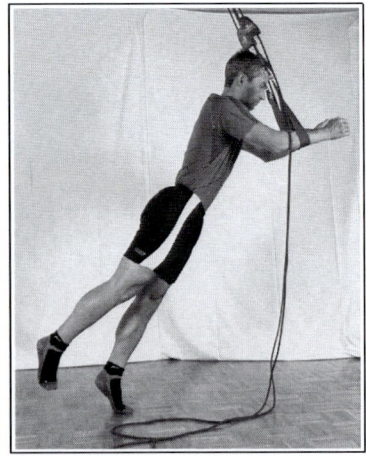

Ventrale Kette im Stand II

Ausgangsposition

→ Bringen Sie beide Schlaufen zwischen Schulter- und Hüfthöhe an und greifen sie mit den ausgestreckten Händen.

Übungsausführung

Trainierte Muskulatur:
→ komplette ventrale Kette
→ breiter Rückenmuskel
→ Deltamuskel

→ Verlagern Sie das Körpergewicht langsam nach vorne. Halten Sie während der Bewegung Ihren Körper gestreckt. Achten Sie auch bei der Bewegung zurück in die Ausgangsposition auf eine ausgeprägte Körperspannung, indem Sie den Bauch leicht nach innen ziehen und den Gesäßmuskel aktivieren.

Varianten

→ Durch Variation der Schlaufenhöhe und Ihrem Abstand zu den Seilen können Sie den Schwierigkeitsgrad der Übung verändern.

→ Heben Sie in der Endposition einen Fuß ein paar Zentimeter vom Boden ab. Achten Sie darauf, dass Sie dabei in der Hüfte stabil und gerade ausgerichtet bleiben.

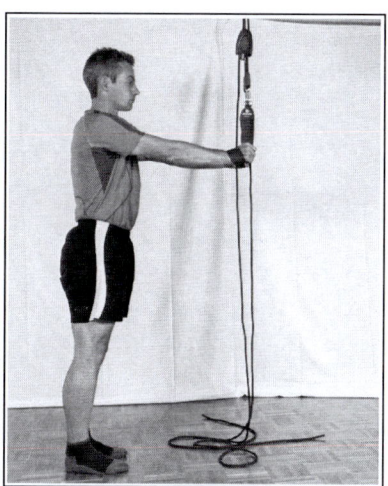
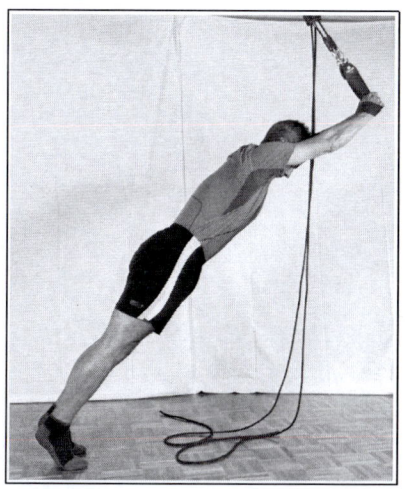

Schwimmen im Stand

Trainierte Muskulatur:
→ komplette ventrale Kette
→ breiter Rückenmuskel
→ Deltamuskel

Ausgangsposition

→ Bringen Sie beide Schlaufen zwischen Schulter- und Hüfthöhe an und greifen sie mit den ausgestreckten Händen.

Übungsausführung

→ Verlagern Sie das Körpergewicht langsam nach vorne. Aus dieser Vorlage führen Sie die Arme halbkreisförmig zur Seite und winkeln Sie abschließend zur Hüfte hin an.

→ Anschließend geht die Bewegung in der umgekehrten Reihenfolge wieder nach vorne. Achten Sie während der gesamten Bewegung auf eine ausgeprägte Körperspannung, indem Sie den Bauch leicht nach innen ziehen und den Gesäßmuskel aktivieren.

Varianten

→ Durch Variation der Schlaufenhöhe und Ihrem Abstand zu den Seilen können Sie die Schwierigkeit der Übung variieren.

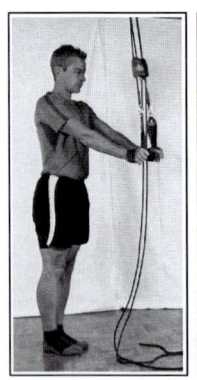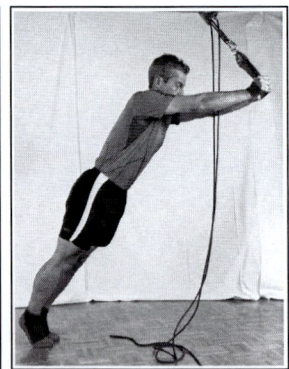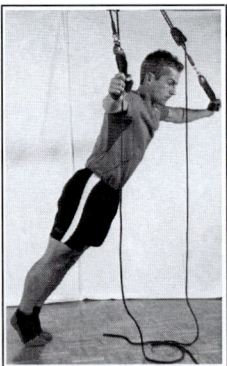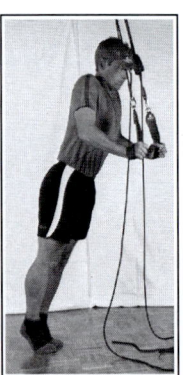

Ventrale Kette im Kniestand I

Ausgangsposition

→ Gehen Sie in den Kniestand und bringen die Schlaufen zwischen Schulter- und Hüfthöhe an. Greifen Sie sie mit den ausgestreckten Händen.

Trainierte Muskulatur:
→ komplette ventrale Kette
→ breiter Rückenmuskel
→ Deltamuskel

Übungsausführung

→ Verlagern Sie das Körpergewicht langsam nach vorne. Halten Sie während der Bewegung Ihren Körper gestreckt. Achten Sie auch bei der Bewegung zurück in die Ausgangsposition auf eine ausgeprägte Körperspannung, indem Sie den Bauch leicht nach innen ziehen und den Gesäßmuskel aktivieren.

Varianten

→ Durch Variation der Schlaufenhöhe und Ihrem Abstand zu den Seilen können Sie den Schwierigkeitsgrad der Übung verändern.

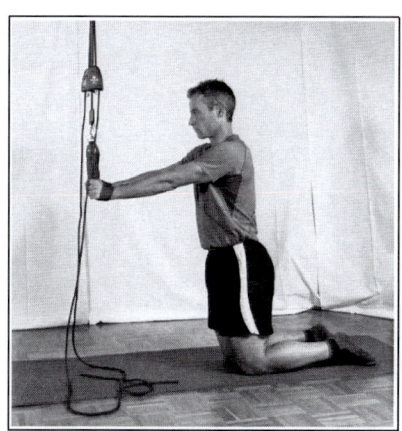 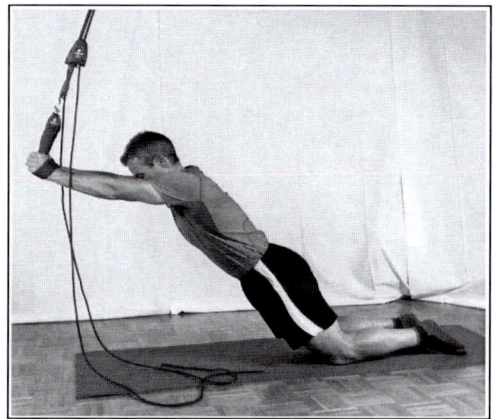

ventrale Kette im Kniestand II

Trainierte Muskulatur:

→ komplette ventrale Kette

Ausgangsposition

→ Gehen Sie in den Kniestand, die Schlaufen bringen Sie etwa in Hüfthöhe vor dem Körper an und greifen sie mit den ausgestreckten Händen.

Übungsausführung

→ Verlagern Sie das Körpergewicht nach vorne und heben die Knie ein paar Zentimeter vom Boden ab. Achten Sie während der Bewegung auf eine ausgeprägte Körperspannung, indem Sie den Bauch leicht nach innen ziehen und den Gesäßmuskel aktivieren.

Varianten

→ Durch Variation der Schlaufenhöhe und Ihrem Abstand zu den Seilen können Sie den Schwierigkeitsgrad der Übung verändern.

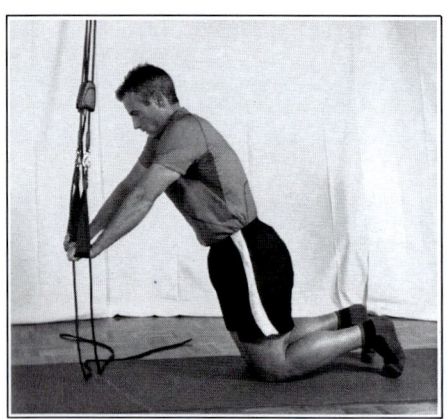 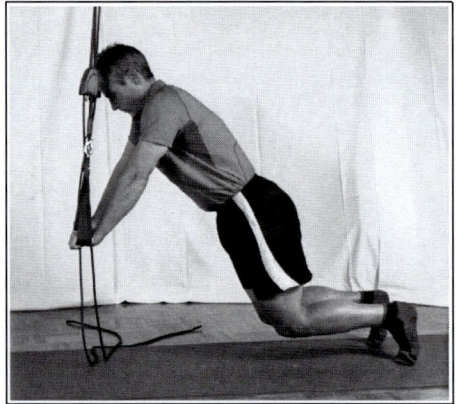

Beinbeugen im Unterarmstütz

Ausgangsposition

→ Bringen Sie die Schlaufen in einer Höhe von etwa 30cm an. Legen Sie die Füße mit dem Spann hinein und begeben sich in den Unterarmstütz.

Übungsausführung

→ Heben Sie Ihre Hüfte vom Boden ab.
Achten Sie auf eine ausgeprägte Körperspannung, indem Sie den Bauch leicht nach innen ziehen und den Gesäßmuskel aktivieren.

→ Ziehen Sie nun beide Knie nach vorne unter den Körper.

Varianten

→ Indem Sie abwechselnd nur ein Knie unter den Körper ziehen wird die schräge Bauchmuskulatur stärker mit einbezogen und die Anforderungen an die Rumpfstabilisierung erhöht.

> **Trainierte Muskulatur:**
> → komplette ventrale Kette
> → gerader Bauchmuskel
> → äußerer & innerer schräger Bauchmuskel

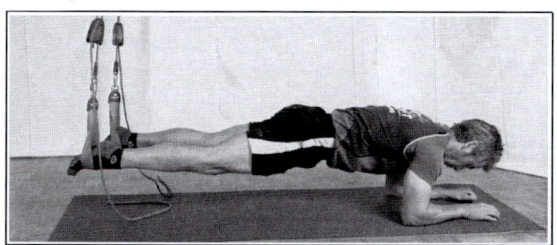 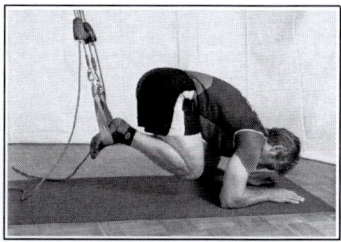

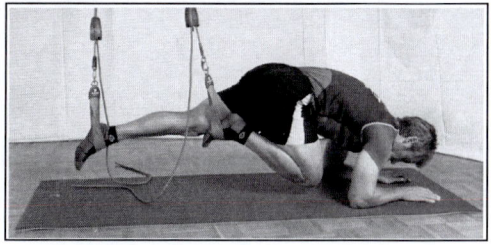

Beinseitbeugen im Unterarmstütz

Trainierte Muskulatur:

→ komplette ventrale Kette

→ gerader Bauchmuskel

→ äußerer & innerer schräger Bauchmuskel

Ausgangsposition

→ Bringen Sie die Schlaufen in einer Höhe von etwa 30cm an. Legen Sie die Füße mit dem Spann hinein und begeben sich in den Unterarmstütz.

Übungsausführung

→ Heben Sie Ihre Hüfte vom Boden ab. Achten Sie auf eine ausgeprägte Körperspannung, indem Sie den Bauch leicht nach innen ziehen und den Gesäßmuskel aktivieren.

→ Ziehen Sie nun beide Knie seitlich neben den Körper nach vorne.

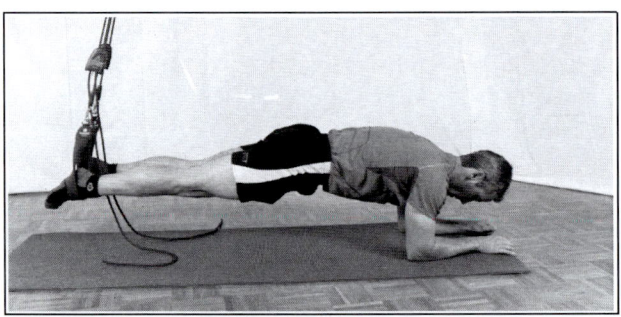

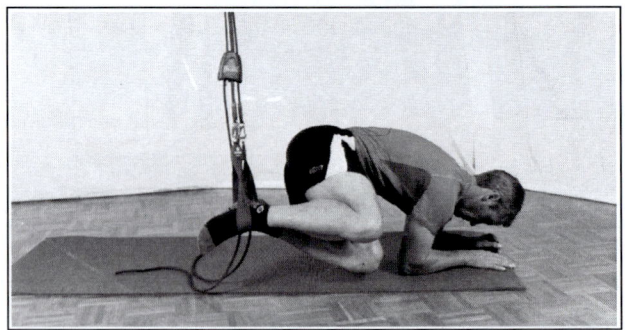

Gewichtsverlagerung im Unterarmstütz

Ausgangsposition

→ Bringen Sie die Schlaufen in einer Höhe von etwa 30cm an. Legen Sie die Füße mit dem Spann hinein und begeben sich in den Unterarmstütz.

Übungsausführung

→ Heben Sie die Hüfte vom Boden ab.

Trainierte Muskulatur:

→ komplette ventrale Kette

→ breiter Rückenmuskel

→ Deltamuskel

→ Großer Brustmuskel

→ Verlagern Sie das Körpergewicht und bewegen damit den kompletten Körper abwechselnd vor und zurück. Während der Bewegung achten Sie auf eine ausgeprägte Körperspannung, indem Sie den Bauch leicht nach innen ziehen und den Gesäßmuskel aktivieren.

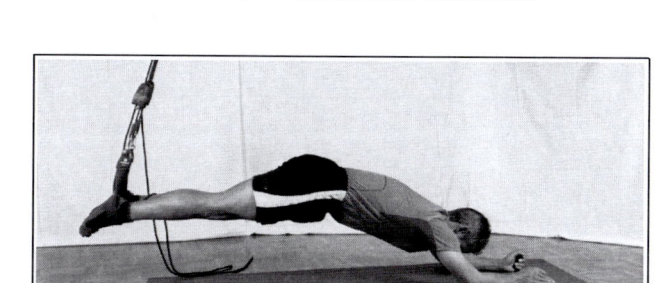

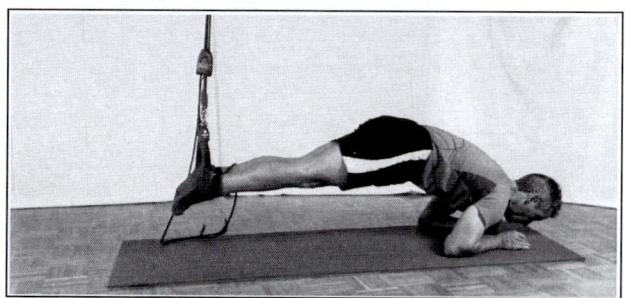

Hüftbeugen im Unterarmstütz

Trainierte Muskulatur:

→ komplette ventrale Kette

→ gerader Bauchmuskel

→ Hüftbeugemuskel

Ausgangsposition

→ Bringen Sie die Schlaufen in einer Höhe von etwa 30cm an. Legen Sie die Füße mit dem Spann hinein und begeben sich in den Unterarmstütz.

Übungsausführung

→ Heben Sie Ihre Hüfte vom Boden ab. Achten Sie auf eine ausgeprägte Körperspannung, indem Sie den Bauch leicht nach innen ziehen und den Gesäßmuskel aktivieren.

→ Ziehen Sie nun beide Füße mit getreckten Beinen möglichst weit unter den Körper nach vorne.

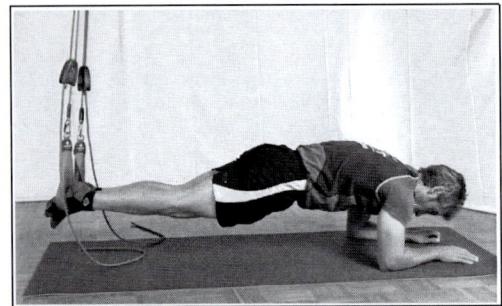 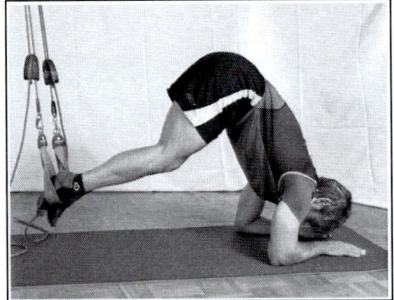

Beinabduktion im Unterarmstütz

Ausgangsposition

→ Bringen Sie die Schlaufen in einer Höhe von etwa 30cm an. Legen Sie die Füße mit dem Spann hinein und begeben sich in den Unterarmstütz.

Trainierte Muskulatur:
→ komplette ventrale Kette
→ kleiner & mittlerer Gesäßmuskel
→ Oberschenkelbinden-spanner

Übungsausführung

→ Heben Sie Ihre Hüfte vom Boden ab.

→ Spreizen Sie nun beide Beine nach aussen ab und halten die Endposition für ein paar Sekunden. Während der Bewegung achten Sie auf eine ausgeprägte Körperspannung, indem Sie den Bauch leicht nach innen ziehen und den Gesäßmuskel aktivieren.

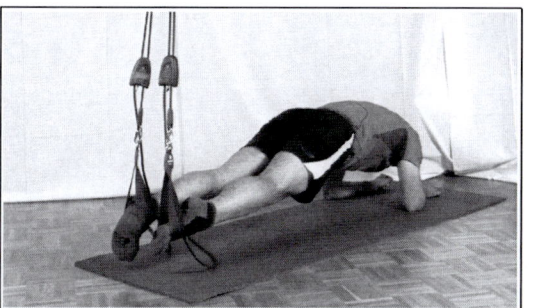

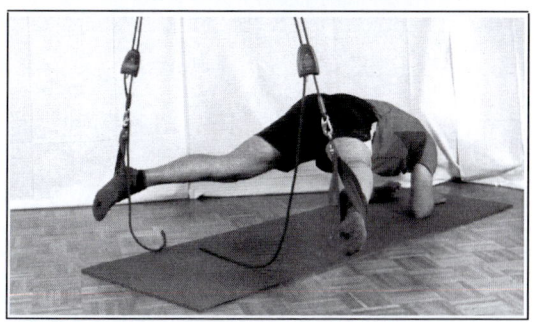

Einbeinige Abduktion im Unterarmstütz

Trainierte Muskulatur:

→ komplette ventrale Kette

→ kleiner & mittlerer Gesäßmuskel

→ Oberschenkelbinden-spanner

Ausgangsposition

→ Bringen Sie eine Schlaufe in einer Höhe von etwa 30cm an. Legen Sie einen Fuß mit dem Spann hinein und begeben sich in den Unterarmstütz.

Übungsausführung

→ Heben Sie Ihre Hüfte sowie das freie Bein vom Boden ab. Achten Sie auf eine ausgeprägte Körperspannung, indem Sie den Bauch leicht nach innen ziehen und den Gesäßmuskel aktivieren.

→ Spreizen Sie nun das freie Beine nach aussen ab und halten die Endposition für ein paar Sekunden. Die Hüfte bleibt waagerecht ausgerichtet.

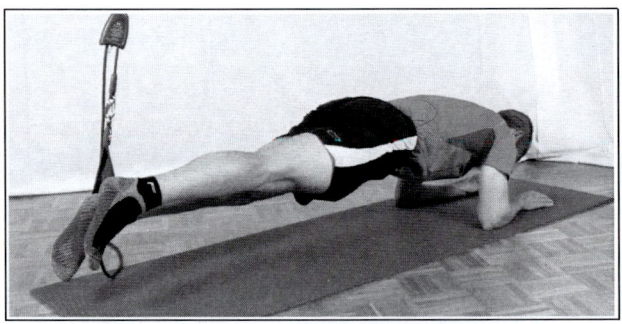

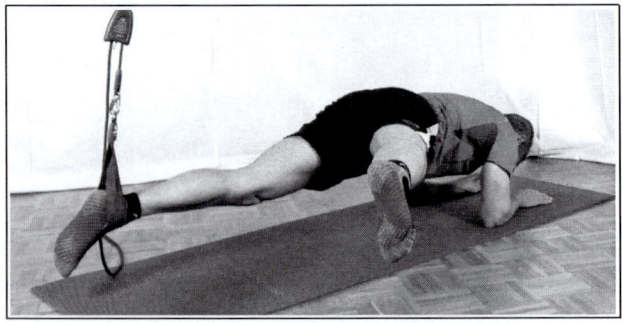

Einbeiniges Beugen im Unterarmstütz

Ausgangsposition

→ Bringen Sie eine Schlaufe in einer Höhe von etwa 30cm an. Legen Sie einen Fuß mit dem Spann hinein und begeben sich in den Unterarmstütz.

Übungsausführung

→ Heben Sie Ihre Hüfte sowie das freie Bein vom Boden ab. Achten Sie auf eine ausgeprägte Körperspannung, indem Sie den Bauch leicht nach innen ziehen und den Gesäßmuskel aktivieren.

→ Ziehen Sie das Knie des fixierten Beines unter den Körper nach vorne. Das frei hängende Bein bleibt bei der Bewegungsausführung nach hinten ausgestreckt.

> ### Trainierte Muskulatur:
> → komplette ventrale Kette
> → gerader Bauchmuskel
> → äußerer & innerer schräger Bauchmuskel

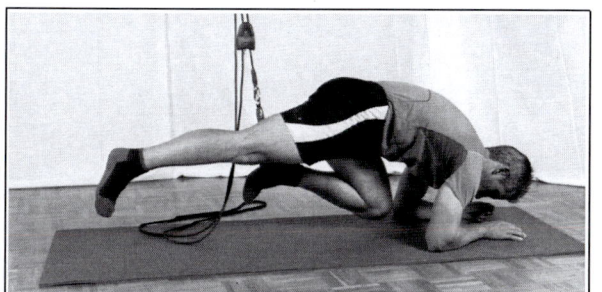

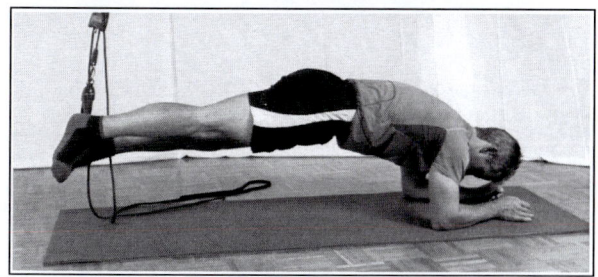

Hüftabduktion im Unterarmstütz

Trainierte Muskulatur:

→ komplette ventrale Kette

→ kleiner & mittlerer Gesäßmuskel

→ Oberschenkelbinden-spanner

→ Hüftbeugemuskulatur

Ausgangsposition

→ Bringen Sie die Schlaufen in einer Höhe von etwa 30cm an. Legen Sie die Füße mit dem Spann hinein und begeben sich in den Unterarmstütz.

Übungsausführung

→ Heben Sie Ihre Hüfte vom Boden ab. Achten Sie auf eine ausgeprägte Körperspannung, indem Sie den Bauch leicht nach innen ziehen und den Gesäßmuskel aktivieren.

→ Bringen Sie abwechselnd ein Beine über die Seite nach vorne und halten die Endposition für ein paar Sekunden. Das andere Bein bleibt während der Bewegung nach hinten gestreckt.

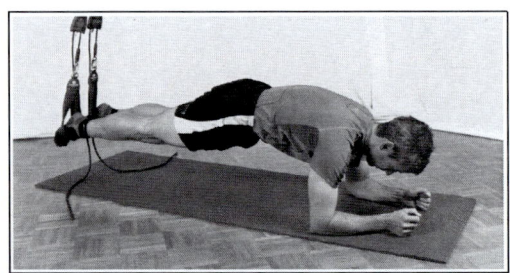

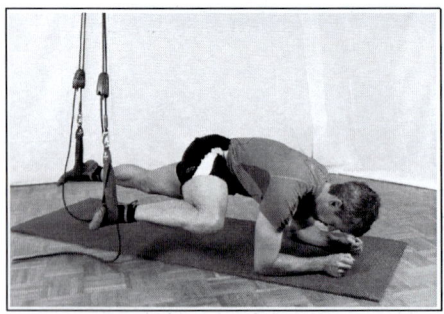

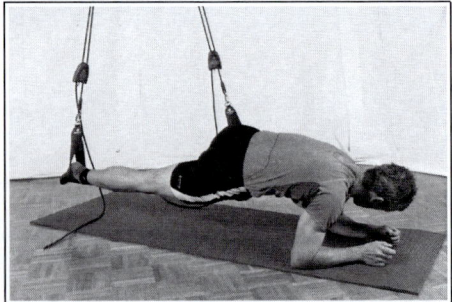

Einbeinige Hüftabduktion im Unterarmstütz

Ausgangsposition

→ Bringen Sie eine Schlaufe in einer Höhe von etwa 30cm an. Legen Sie einen Fuß mit dem Spann hinein und begeben sich in den Unterarmstütz.

Übungsausführung

→ Heben Sie Ihre Hüfte sowie das freie Bein vom Boden ab. Achten Sie auf eine ausgeprägte Körperspannung, indem Sie den Bauch leicht nach innen ziehen und den Gesäßmuskel aktivieren.

→ Bringen Sie das freie Bein über die Seite nach vorne und halten die Endposition für ein paar Sekunden. Das andere Bein bleibt während der Bewegung nach hinten gestreckt.

Trainierte Muskulatur:

→ komplette ventrale Kette

→ kleiner & mittlerer Gesäßmuskel

→ Oberschenkelbindenspanner

→ Hüftbeugemuskulatur

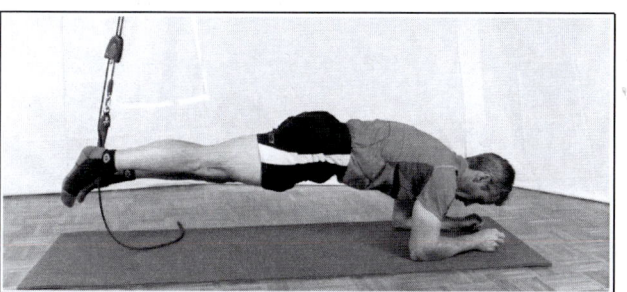

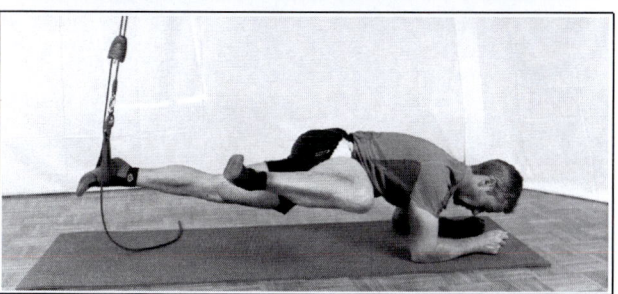

Ventrale Kette im einbeinigen Unterarmstütz

Trainierte Muskulatur:

→ komplette ventrale Kette

→ gerader Bauchmuskel

→ äußerer & innerer schräger Bauchmuskel

Ausgangsposition

→ Bringen Sie eine Schlaufe in einer Höhe von etwa 30cm an. Legen Sie einen Fuß mit dem Spann hinein und begeben sich in den Unterarmstütz.

Übungsausführung

→ Heben Sie Ihre Hüfte sowie das freie Bein vom Boden ab. Achten Sie auf eine ausgeprägte Körperspannung, indem Sie den Bauch leicht nach innen ziehen und den Gesäßmuskel aktivieren.

→ Strecken Sie den zum freien Bein diagonalen Arm nach vorne. Das frei hängende Bein bleibt bei der Bewegungsausführung nach hinten ausgestreckt.

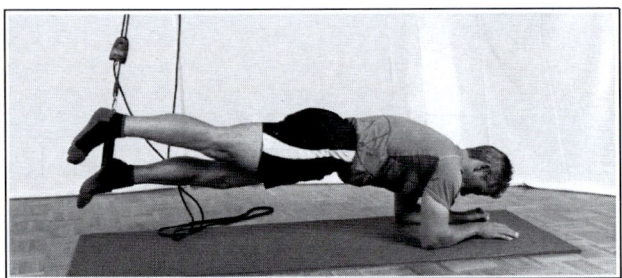

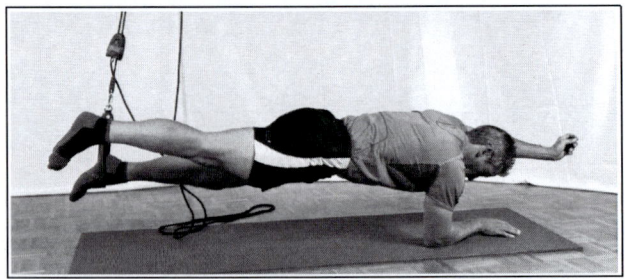

ventrale Kette im Vierfüßlerstand!

Ausgangsposition

→ Bringen Sie die Schlaufen in einer Höhe von etwa 30cm an. Gehen Sie in den Vierfüßlerstand und legen die Unterarme in die Schlaufen.

> **Trainierte Muskulatur:**
> → komplette ventrale Kette
> → Rückenstreckmuskulatur
> → Großer Gesäßmuskel

Übungsausführung

→ Verlagern Sie das Körpergewicht verstärkt auf einen Unterarm und strecken das diagonale Bein gerade nach hinten. Der Oberkörper bleibt während der Bewegung lang und gestreckt, die Hüft- und Schulterachse sind waagerecht ausgerichtet.

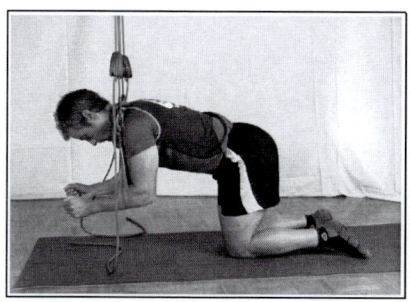 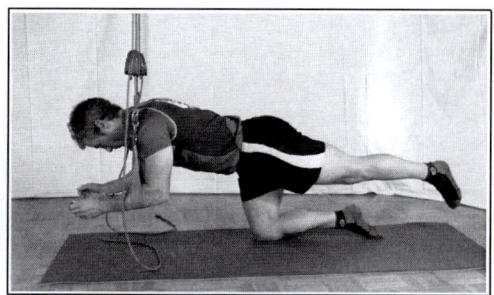

Varianten

→ Sie können zusätzlich zur Beinstreckung den entlasteten Arm gerade nach vorne strecken.

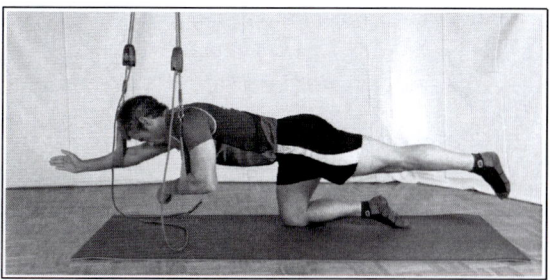

ventrale Kette im Vierfüßlerstand II

Ausgangsposition

→ Bringen Sie die Schlaufen in einer Höhe von etwa 30cm an. Gehen Sie in den Vierfüßlerstand und legen die Unterarme in die Schlaufen.

Übungsausführung

→ Verlagern Sie das Körpergewicht auf die Unterarme und heben beide Knie ein paar Zentimeter vom Boden ab. Der Oberkörper bleibt während der Bewegung lang und gestreckt.

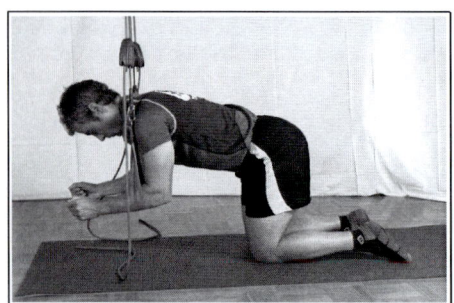 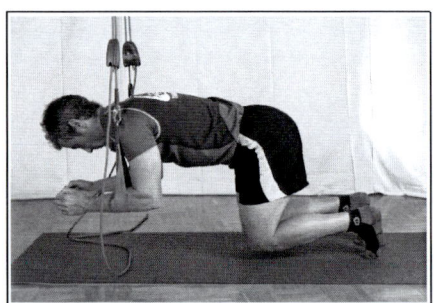

Varianten

→ Verlagern Sie das Körpergewicht verstärkt auf einen Unterarm und strecken das diagonale Bein nach hinten, die Hüft- und Schulterachse bleiben dabei in der horizontalen Ebene ausgerichtet.

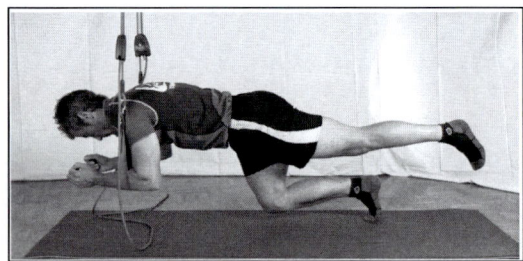

Körperstreckung aus dem Vierfüßlerstand

Ausgangsposition

→ Bringen Sie die Schlaufen in einer Höhe von etwa 30cm an. Gehen Sie in den Vierfüßlerstand und legen die Unterarme in die Schlaufen.

Übungsausführung

Trainierte Muskulatur:

→ komplette ventrale Kette

→ breiter Rückenmuskel

→ Deltamuskel

→ Großer Brustmuskel

→ Verlagern Sie das Körpergewicht auf die Unterarme und heben beide Knie etwas vom Boden ab.

→ Verlagern Sie das Körpergewicht und bewegen damit den kompletten Körper abwechselnd vor und zurück. Während der Bewegung achten Sie auf eine ausgeprägte Körperspannung, indem Sie den Bauch leicht nach innen ziehen und den Gesäßmuskel aktivieren.

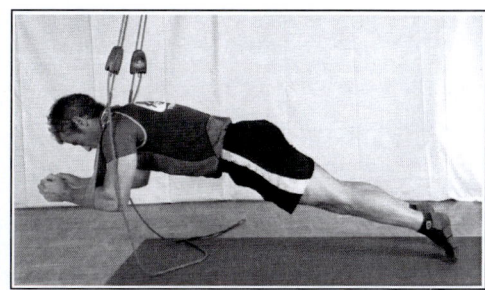

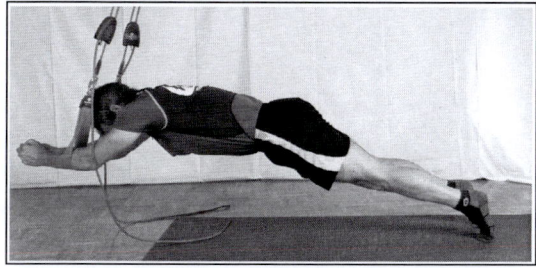

Varianten

→ Sie können die Übung intensivieren, indem Sie zusätzlich die Arme möglichst weit nach vorne ausstrecken.

Liegestütz

Trainierte Muskulatur:

→ komplette ventrale Kette

→ Großer Brustmuskel

→ Armstreckermuskulatur

Ausgangsposition

→ Bringen Sie die Schlaufen knapp über dem Boden an. Greifen Sie sie mit den Händen und gehen in den Liegestütz.

Übungsausführung

→ Beugen Sie die Ellenbogen und senken dadurch den gesamten Körper ab. Achten Sie auf eine ausgeprägte Körperspannung, indem Sie den Bauch leicht nach innen ziehen und den Gesäßmuskel aktivieren.

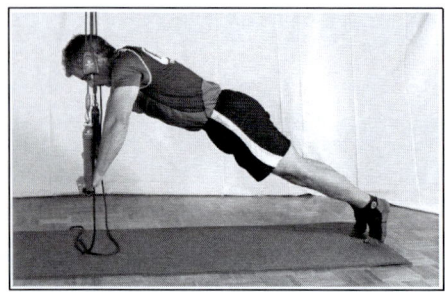 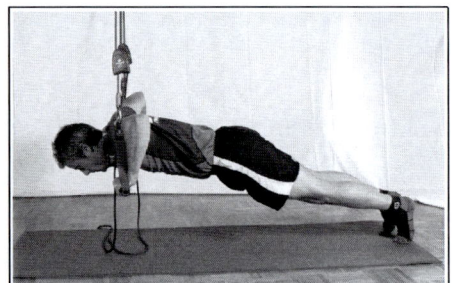

Varianten

→ Sie können in der Endposition zusätzlich ein Bein abheben oder die gesamte Bewegung einbeinig durchführen. Die Hüft- und Schulterachse bleiben dabei waagerecht ausgerichtet.

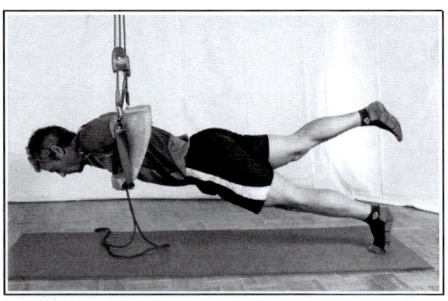

Liegestütz einarmig

Ausgangsposition

→ Bringen Sie eine Schlaufe knapp über dem Boden an. Greifen Sie diese mit einer Hand und gehen in den Liegestütz.

Übungsausführung

→ Beugen Sie den Ellenbogen des auf dem Boden abgestützen Armes und senken dadurch den gesamten Körper ab. Der freie Arm bewegt sich gleichzeitig vom Körper nach aussen. Achten Sie auf eine ausgeprägte Körperspannung, indem Sie den Bauch leicht nach innen ziehen und den Gesäßmuskel aktivieren.

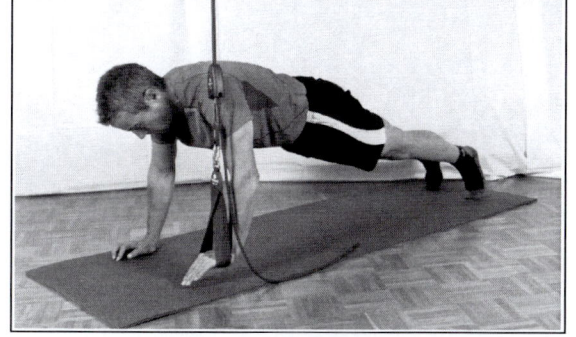

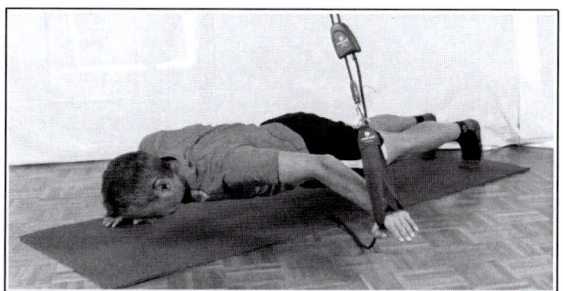

Dips

Trainierte Muskulatur:
→ Armstrecker
→ Großer Brustmuskel
→ Deltamuskel

Ausgangsposition

→ Bringen Sie die Griffe des Schlingentrainers in etwa einem halben Meter Höhe an, so dass Sie sich mit gestreckten Armen und Beinen sowie abgewinkeltem Oberkörper abstützen können.

Übungsausführung

→ Durch anwinkeln der Arme senken Sie den Oberkörper langsam ab und drücken sich anschließend wieder nach oben.

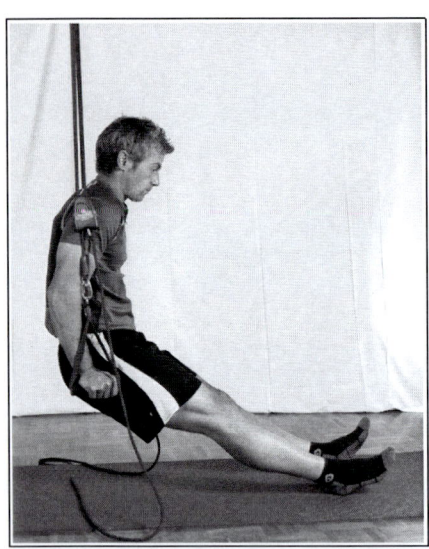 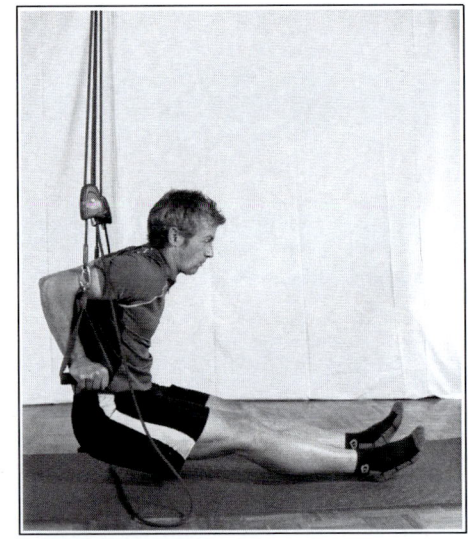

Aufrollen

Ausgangsposition

→ Legen Sie sich auf den Rücken und schlüpfen mit den Füßen in die Schlaufen. Ziehen Sie sich so weit nach oben, bis die Hüfte frei in der Luft hängt und nur noch die Schultern Bodenkontakt haben. Die Beine sind gestreckt.

Trainierte Muskulatur:

→ gerader Bauchmuskel

→ Hüftbeugemuskulatur

Übungsausführung

→ Heben Sie den Oberkörper bei gestreckten Beine so weit wie möglich nach oben an. Ziehen Sie dabei den Bauch nach innen und machen den Rücken rund.

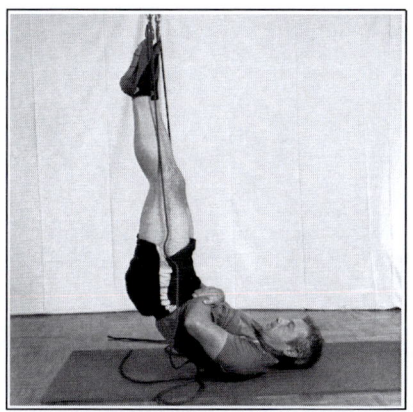 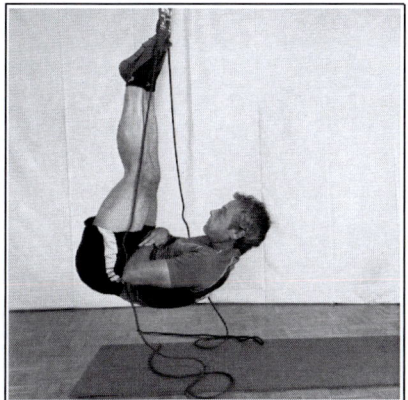

Crunch erleichtert

Ausgangsposition

→ Legen Sie sich auf den Rücken und schlüpfen mit den Unterschenkeln in die Schlaufen. Die Schlaufenhöhe wählen Sie so, dass die Unterschenkel bei rechtwinklig gebeugten Knien waagerecht in der Luft hängen. Die Arme legen Sie mit nach oben geöffneten Händen seitlich ab.

Übungsausführung

→ Heben Sie Kopf, Arme und Schulterblätter vom Boden ab. Ziehen Sie den Bauch nach innen und rollen den Oberkörper nach oben. Die Arme schieben am Boden entlang gerade nach vorne.

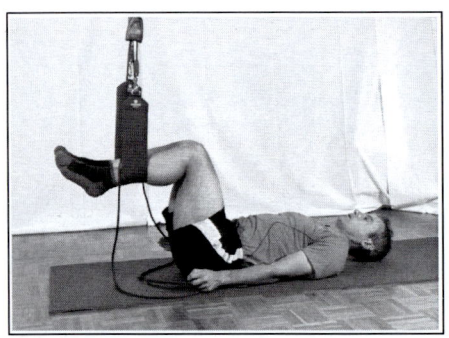 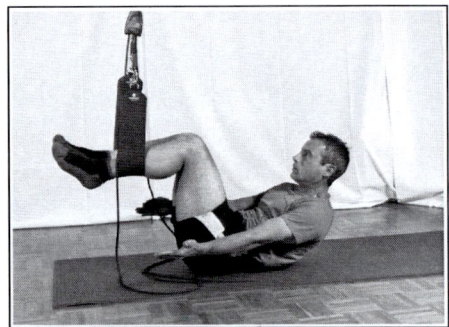

Varianten

→ Sie können die Bewegung intensivieren, indem Sie die Arme in der Ausgangsposition nach hinten strecken und mit der Aufrichtung über den Kopf nach vorne bringen.

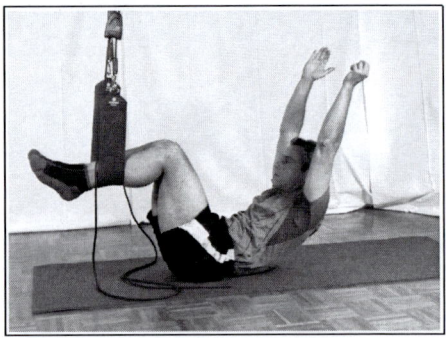

Crunch gerade

Ausgangsposition

→ Legen Sie sich auf den Rücken und heben die Beine rechtwinklig vom Boden ab. Die Schlaufenhöhe wählen Sie so, dass Sie die Hände auf beiden Seiten knapp unterhalb der Knie hineinlegen können.

Trainierte Muskulatur:

→ gerader Bauchmuskel

Übungsausführung

→ Heben Sie Kopf, Arme und Schulterblätter vom Boden ab. Ziehen Sie den Bauch nach innen und rollen den Oberkörper nach oben. Die Hände drücken dabei auf die Schlaufen und schieben in Richtung der Füße gerade nach vorne.

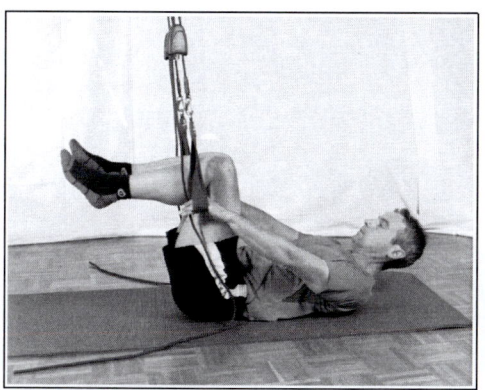 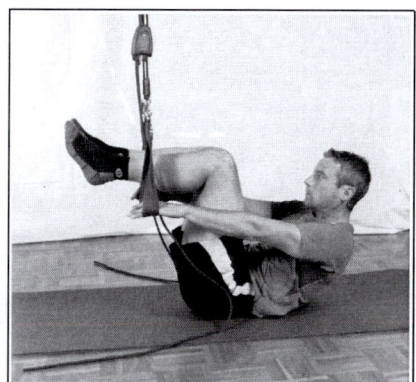

Crunch seitlich

Trainierte Muskulatur:
→ gerader Bauchmuskel
→ äußerer & innerer schräger Bauchmuskel

Ausgangsposition

→ Legen Sie sich auf den Rücken und heben die Beine rechtwinklig vom Boden ab. Die Schlaufenhöhe wählen Sie so, dass Sie die Hände auf einer Seiten knapp unterhalb der Knie hineinlegen können.

Übungsausführung

→ Heben Sie Kopf, Arme und Schulterblätter vom Boden ab. Ziehen Sie den Bauch nach innen und rollen den Oberkörper nach oben. Die Hände drücken dabei auf die Schlaufen und schieben auf einer Seite in Richtung der Füße gerade nach vorne.

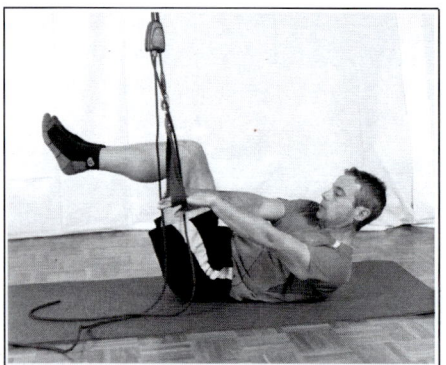 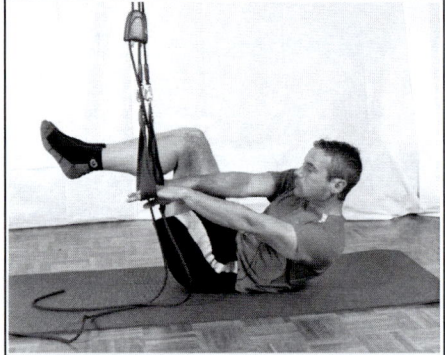

Beinstrecken aus der Rückenlage

Ausgangsposition

→ Legen Sie sich auf den Rücken und heben die Beine rechtwinklig vom Boden ab. Die Schlaufenhöhe wählen Sie so, dass Sie sie mit den Händen auf beiden Seiten knapp unterhalb der Knie greifen können.

> **Trainierte Muskulatur:**
> → gerader Bauchmuskel
> → Hüftbeugemuskulatur

Übungsausführung

→ Heben Sie Kopf, Arme und Schulterblätter vom Boden ab und strecken die Beine nach vorne aus. Die Hände drücken dabei auf die Schlaufen. Halten Sie während der Bewegung eine ausgeprägte Bauchspannung und achten darauf, dass die Hüfte in ihrer Position fixiert ist.

Varianten

→ Kippen Sie in der Hüfte nach vorne, so strecken Sie die Beine weniger nach vorne und stattdessen mehr nach oben, das erleichtert die Übungsausführung.

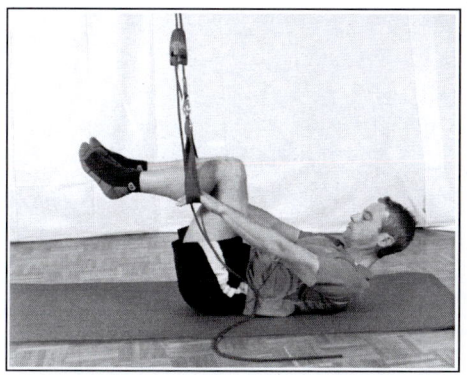 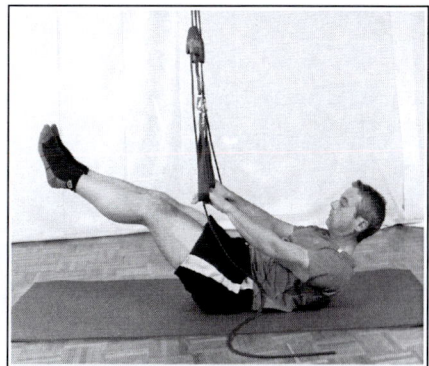

Beinheben aus der Rückenlage

Trainierte Muskulatur:
→ gerader Bauchmuskel

Ausgangsposition

→ Legen Sie sich auf den Rücken und heben die ausgestreckten Beine nach oben vom Boden ab. Die Schlaufenhöhe wählen Sie so, dass Sie sie mit den Händen auf beiden Seiten knapp unterhalb der Knie greifen können.

Übungsausführung

→ Heben Sie die Hüfte vom Boden und strecken die Beine gerade nach oben. Die Hände drücken dabei auf die Schlaufen.

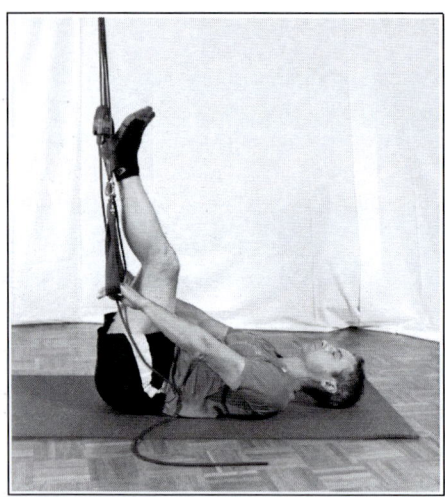 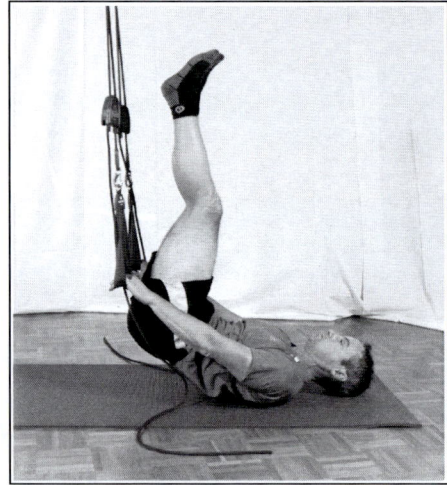

Kniestand seitlich

Ausgangsposition

→ Gehen Sie in den Kniestand. Die Schlauf-
en stellen Sie so ein, dass Sie sie mit den
ausgestreckten Hände auf der Seite des
aufgestellten Beines greifen können.

Trainierte Muskulatur:
→ gerader Bauchmuskel
→ äußerer & innerer schräger Bauchmuskel

Übungsausführung

→ Drücken Sie mit den Händen auf die Schlaufen und schieben sie dabei
seitlich nach vorne. Achten Sie bei der Bewegung auf eine ausgeprägte
Körperspannung ohne in der Hüfte abzuknicken.

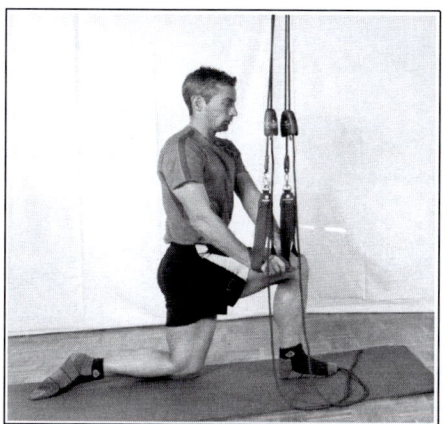
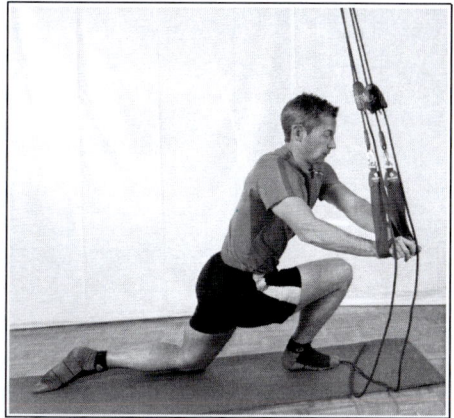

Varianten

→ Sie können wahlweise auch das
andere Bein vorne anstellen.

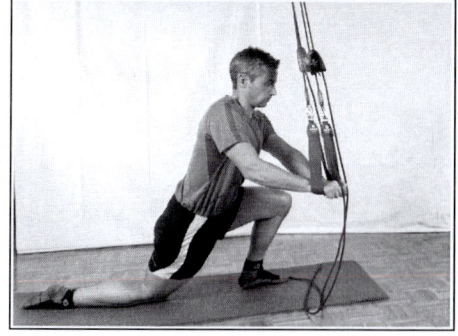

Beinheben im Hang

Trainierte Muskulatur:

→ gerader Bauchmuskel

→ Hüftbeugemuskel

Ausgangsposition

→ Bringen Sie die Schlaufen knapp über Hüfthöhe an und stellen sich direkt unter die Aufhängung. Mit den Unterarmen stützen Sie sich in den Schlaufen ab und heben die Füße vom Boden.

Übungsausführung

→ Beugen Sie Hüft- und Kniegelenk und bringen damit die Beine angewinkelt nach oben.

Varianten

→ Sie können die Beine aus der angebeugten Position zusätzlich nach vorne strecken.

→ Alternativ können Sie auch die komplett ausgestreckten Beine aus der Ausgangsposition heraus anheben.

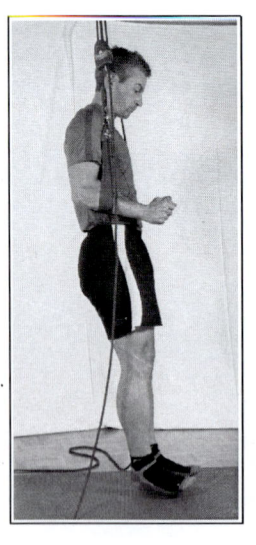 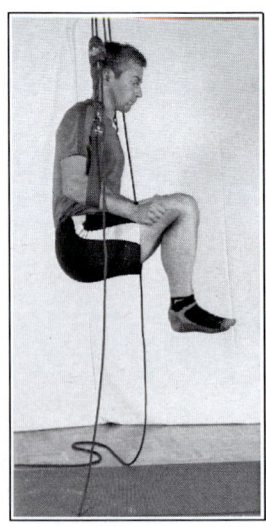 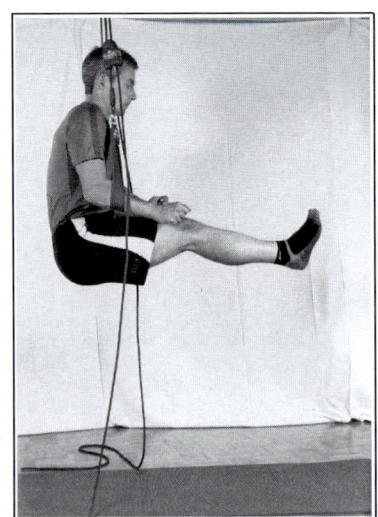

Butterfly im Hang

Ausgangsposition

→ Bringen Sie die Schlaufen knapp über Hüfthöhe an und stellen sich direkt unter die Aufhängung. Mit den Unterarmen stützen Sie sich in den Schlaufen ab und heben die Füße vom Boden.

Trainierte Muskulatur:

→ großer Brustmuskel

Übungsausführung

→ Beugen Sie die Beine nach hinten an. Indem Sie die Arme bis zur Waagerechten seitlich abspreizen, senken Sie den Körper langsam ab. Anschließen bringen Sie die Arme wieder zum Oberkörper und heben dadurch den Körper wieder bis zur Ausgangsposition an.

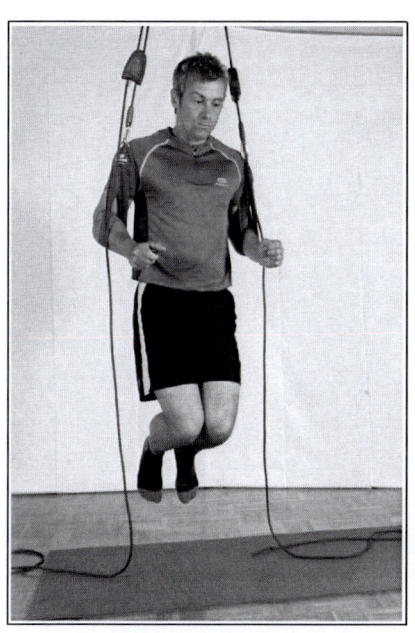 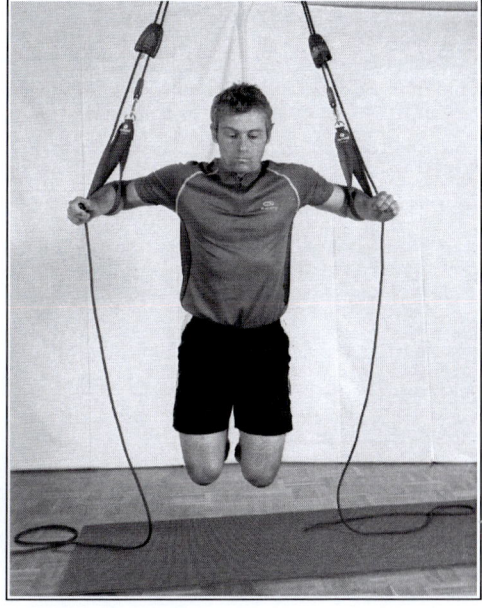

Butterfly im Kniestand

Trainierte Muskulatur:
→ großer Brustmuskel

Ausgangsposition

→ Gehen Sie in den Kniestand und bringen die Schlaufen in Brusthöhe an, mit den Unterarmen stützen Sie sich darin ab.

Übungsausführung

→ Verlagern Sie das Körpergewicht nach vorne und nehmen dabei die angewinkelten Arme nach aussen.

→ Die Bewegung zurück zur Ausgangsposition erfolgt durch einen verstärkten Druck auf die Unterarme. Achten Sie auf Ihre Körperspannung, indem Sie den Bauch leicht nach innen ziehen und den Gesäßmuskel aktivieren. So bildet der Körper während der Bewegung von den Knien bis zur Schulter eine Gerade.

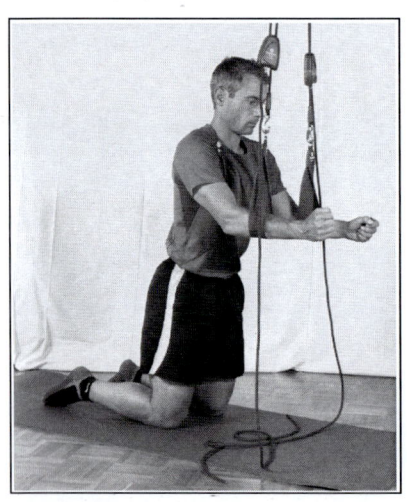 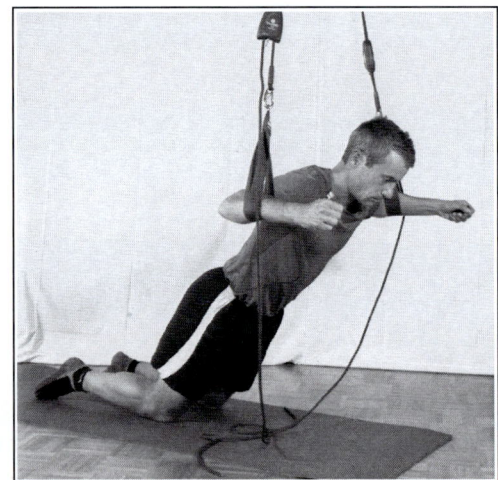

Ventrale Kette im Unterarmhang

Ausgangsposition

→ Bringen Sie die Schlaufen in Hüfthöhe an und gehen in den Vierfüßlerstand. Die Unterarme werden bei gebeugten Ellenbogen in den Schlaufen abgelegt.

Übungsausführung

Trainierte Muskulatur:

→ komplette ventrale Kette

→ Rückenstreckmuskulatur

→ Großer Gesäßmuskel

→ Strecken Sie ein Bein nach hinten. Der Oberkörper bleibt während der Bewegung lang und gestreckt, die Hüft- und Schulterachse waagerecht ausgerichtet.

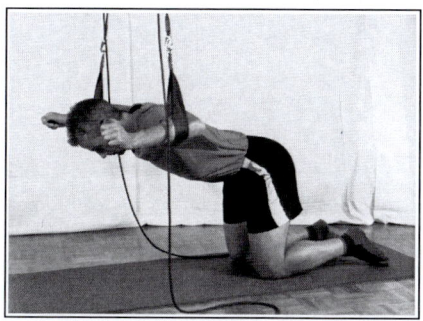 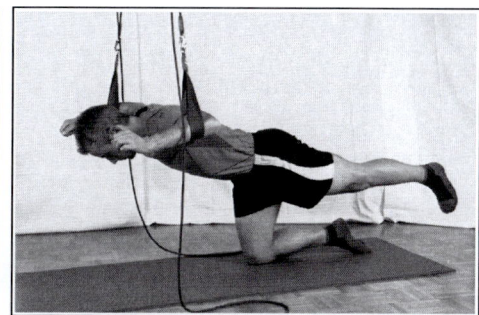

Varianten

→ Verlagern Sie das Körpergewicht verstärkt auf die Unterarme und heben das abgestellte Knie zusätzlich ein paar Zentimeter vom Boden ab.

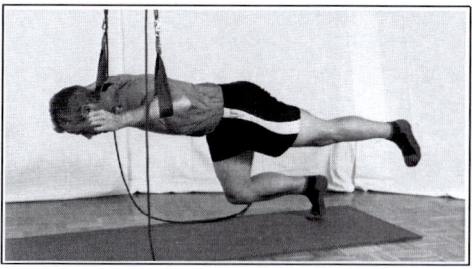

Trizepsdrücken

Trainierte Muskulatur:
→ Armstrecker

Ausgangsposition

→ Gehen Sie in den Kniestand und bringen die Schlaufen in Schulterhöhe an. Greifen Sie sie mit den ausgestreckten Händen.

Übungsausführung

→ Verlagern Sie das Körpergewicht nach vorne und beugen dabei die Arme im Ellenbogen. Achten Sie auf eine ausgeprägte Körperspannung, indem Sie den Bauch leicht nach innen ziehen und den Gesäßmuskel aktivieren. So bildet der Körper während der Bewegung von den Knien bis zur Schulter eine Gerade.

→ Durch eine Streckung im Ellenbogen bringen Sie den Körper wieder zurück in die Ausgangsposition.

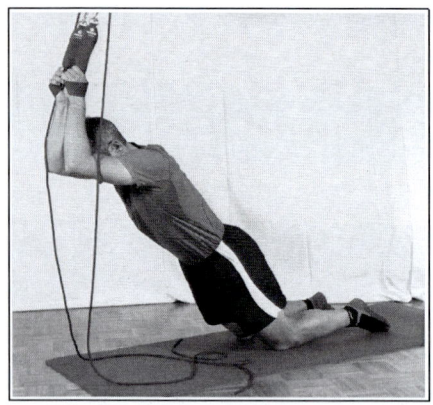 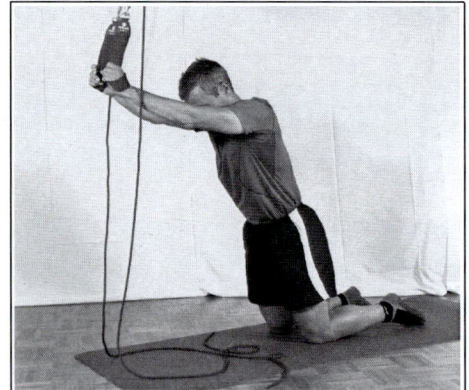

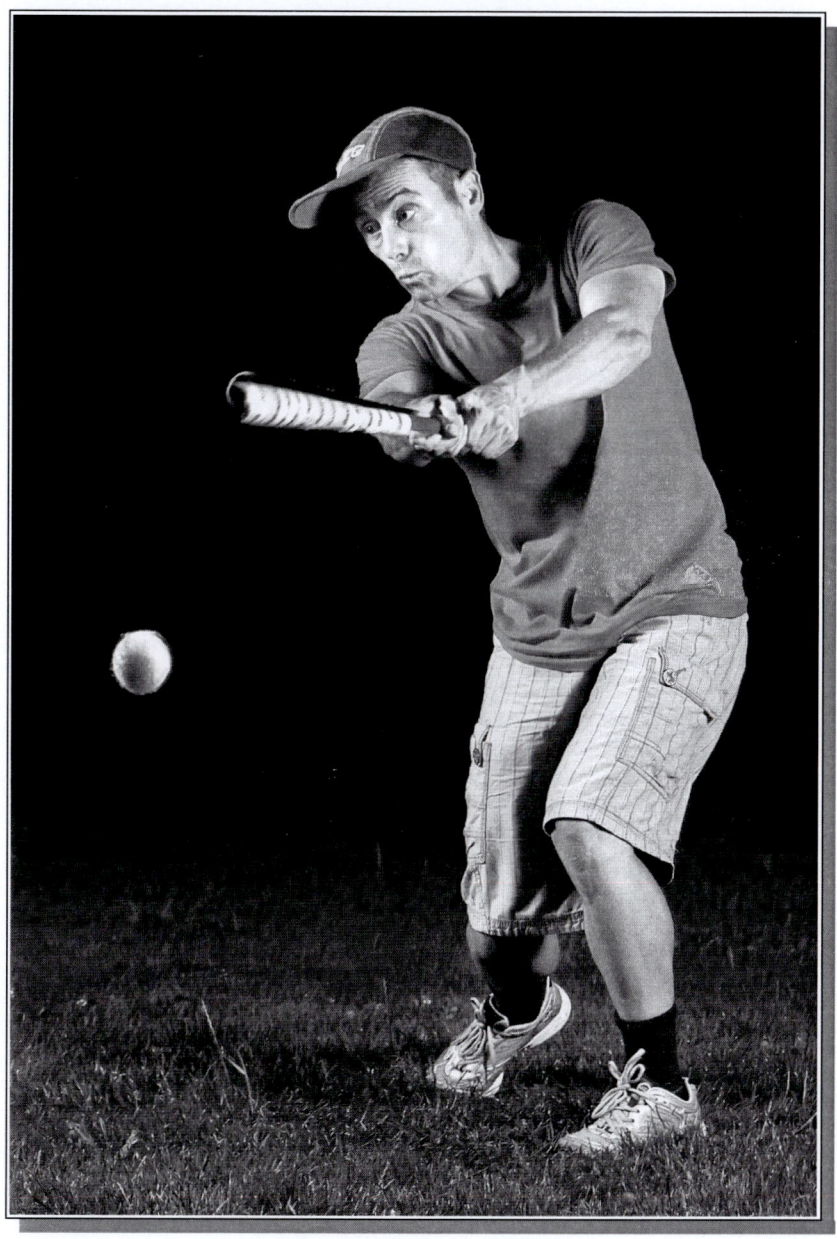

Übungen dorsale Kette

Dorsale Kette in Rückenlage I

Trainierte Muskulatur:

→ komplette ventrale Kette

→ großer Gesäßmuskel

→ zweiköpfiger Schenkelbeuger

→ Halbsehnenmuskel

→ Plattsehnenmuskel

→ Zwillingswadenmuskel

Ausgangsposition

→ Bringen Sie die Schlaufen in einer Höhe von etwa 30cm an. Gehen Sie in der Rückenlage auf den Boden, die Füße legen Sie mit den Fersen in die Schlaufen.

Übungsausführung

→ Heben Sie die Hüfte vom Boden. Indem Sie die Beine im Kniegelenk beugen, ziehen Ihre Füße zum Gesäß.

Varianten

→ Sie können die Beine auch abwechselnd beugen. Während sich ein Bein streckt, zieht gleichzeitig die Ferse des anderen zum Gesäß.

→ Strecken Sie die Hände nach oben, so dass nur noch die Schultern Kontakt zum Boden haben. Durch die geringere Auflagefläche wird die Übung zusätzlich erschwert.

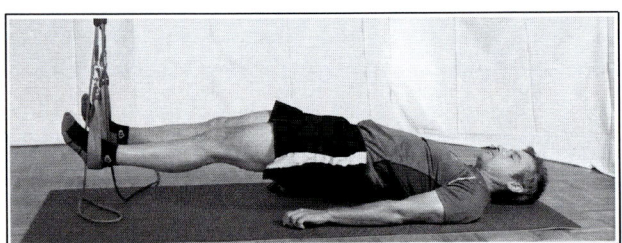

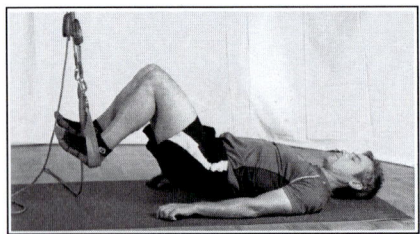
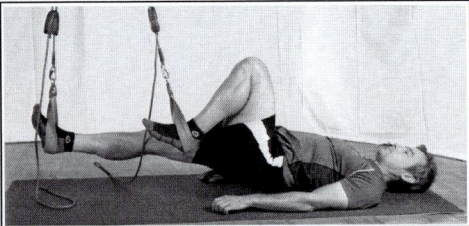

Beinbeugen in Rückenlage

Ausgangsposition

→ Bringen Sie die Schlaufen in einer Höhe von etwa 30cm an. Gehen Sie in der Rückenlage auf den Boden, die Füße legen Sie mit den Fersen in die Schlaufen.

Übungsausführung

→ Heben Sie die Hüfte vom Boden und ziehen die Fersen zum Gesäß. Halten Sie die Hüfte nach oben gestreckt, so dass der Körper von den Knien bis zur Schulter eine Gerade bildet.

Trainierte Muskulatur:

→ komplette ventrale Kette

→ großer Gesäßmuskel

→ zweiköpfiger Schenkelbeuger

→ Halbsehnenmuskel

→ Plattsehnenmuskel

→ Zwillingswadenmuskel

Varianten

→ Strecken Sie die Hände nach oben, so dass nur noch die Schultern Kontakt zum Boden haben. Durch die geringere Auflagefläche wird die Übung zusätzlich erschwert.

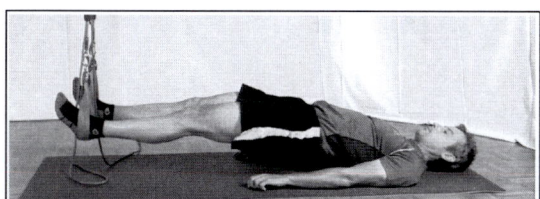

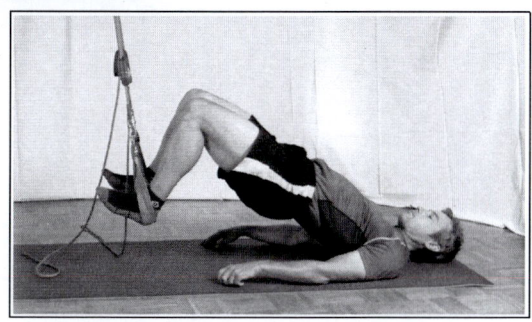

Beinabduktion in Rückenlage

Trainierte Muskulatur:

→ komplette ventrale Kette

→ kleiner & mittlerer Gesäßmuskel

→ Oberschenkelbindenspanner

Ausgangsposition

→ Bringen Sie die Schlaufen in einer Höhe von etwa 30cm an. Gehen Sie in der Rückenlage auf den Boden, die Füße legen Sie in die Schlaufen.

Übungsausführung

→ Heben Sie die Hüfte vom Boden ab.

→ Spreizen Sie nun beide Beine nach aussen und halten die Endposition für ein paar Sekunden. Halten Sie die Hüfte nach oben gestreckt, so dass der Körper von den Füßen bis zur Schulter eine Gerade bildet.

Varianten

→ Strecken Sie die Hände nach oben, so dass nur noch die Schultern Kontakt zum Boden haben. Durch die geringere Auflagefläche wird die Übung zusätzlich erschwert.

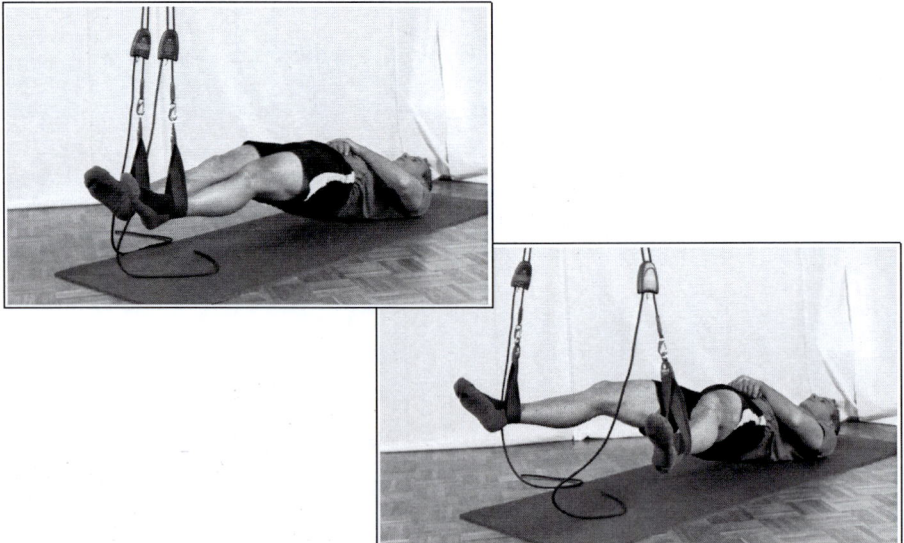

Einbeiniges Hüftstrecken in Rückenlage

Ausgangsposition

→ Bringen Sie eine Schlaufe in einer Höhe von etwa 30cm an. Gehen Sie in der Rückenlage auf den Boden und legen einen Fuß in die Schlaufe.

Trainierte Muskulatur:

→ komplette ventrale Kette

Übungsausführung

→ Heben Sie Ihre Hüfte sowie das freie Bein vom Boden ab. Achten Sie auf eine ausgeprägte Körperspannung, so dass der Körper von den Füßen bis zur Schulter eine Gerade bildet.

Varianten

→ Strecken Sie die Hände nach oben, so dass nur noch die Schultern Kontakt zum Boden haben. Durch die geringere Auflagefläche wird die Übung zusätzlich erschwert.

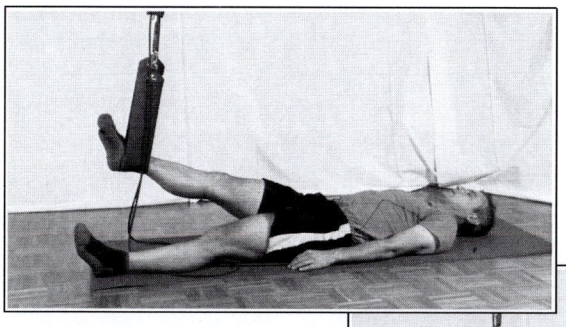

Einbeinige Hüftabduktion in Rückenlage

Trainierte Muskulatur:

→ komplette ventrale Kette

→ kleiner & mittlerer Gesäßmuskel

→ Oberschenkelbinden-spanner

Ausgangsposition

→ Bringen Sie eine Schlaufe in einer Höhe von etwa 30cm an. Gehen Sie in der Rückenlage auf den Boden und legen einen Fuß in die Schlaufe.

Übungsausführung

→ Heben Sie Ihre Hüfte sowie das freie Bein vom Boden ab. Halten Sie die Hüfte nach oben gestreckt, so dass der Körper von den Füßen bis zur Schulter eine Gerade bildet.

→ Spreizen Sie das frei hängende Bein nach aussen ab und halten die Endposition für ein paar Sekunden.

Varianten

→ Strecken Sie die Hände nach oben, so dass nur noch die Schultern Kontakt zum Boden haben. Durch die geringere Auflagefläche wird die Übung zusätzlich erschwert.

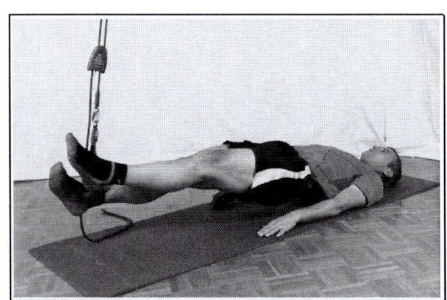 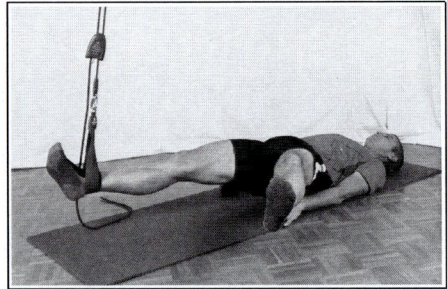

Dorsale Kette in Rückenlage II

Ausgangsposition

→ Legen Sie sich auf den Rücken und schlüpfen mit den Füßen in die Schlaufen.

Übungsausführung

→ Ziehen Sie sich so weit nach oben, bis die Beine nahezu gestreckt sind und die Hüfte noch leichten Bodenkontakt hat.

→ Rollen Sie den Oberkörper langsam von der Lendenwirbelsäule Wirbel für Wirbel nach oben, so dass in der Endposition lediglich Schulterblätter und Kopf Bodenkontakt haben. Während der Aufrichtung und Streckung der Hüfte werden die Beine gleichzeitig in den Knien gebeugt.

Trainierte Muskulatur:

→ komplette ventrale Kette

→ großer Gesäßmuskel

→ Rückenstreckmuskulatur

→ zweiköpfiger Schenkelbeuger

→ Halbsehnenmuskel

→ Plattsehnenmuskel

→ Zwillingswadenmuskel

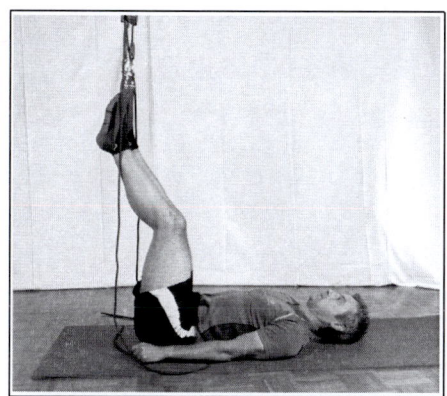 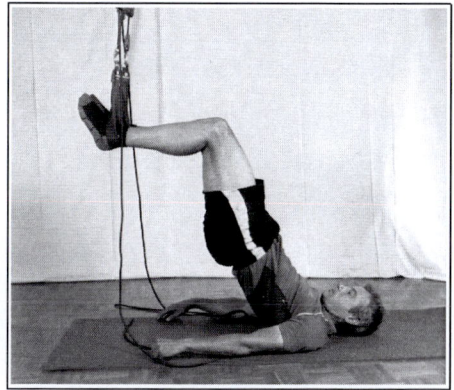

Butterfly reverse in Rückenlage

Trainierte Muskulatur:

→ komplette ventrale Kette

→ breiter Rückenmuskel

→ Deltamuskel

→ großer Rundmuskel

Ausgangsposition

→ Bringen Sie die Schlaufen in eine Höhe von etwa 20 bis 30cm. Legen Sie sich in der Rückenlage auf den Boden, die Fersen beider Beine sind nah am Gesäß. Legen Sie die Oberarme in die Schlaufen und strecken die Arme seitlich aus.

Übungsausführung

→ Indem Sie mit den Oberarmen nach unten drücken und die Schulterblätter aktiv nach innen/unten zusammenführen, heben Sie den Körper an, so dass in der Endposition nur noch die Füße am Boden stehen. Strecken Sie bei der Bewegung die Hüfte, so dass der Körper von den Knien bis zur Schulter eine Gerade bildet.

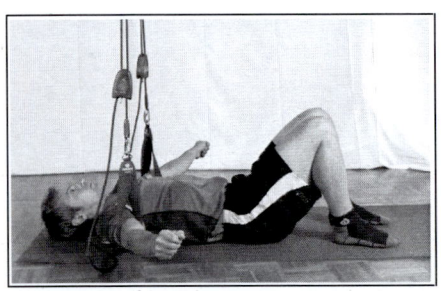 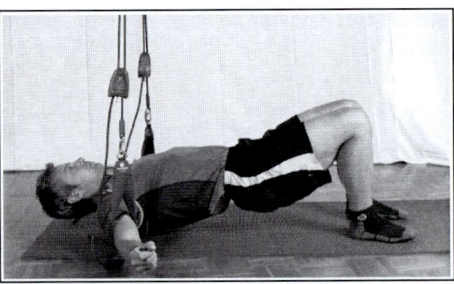

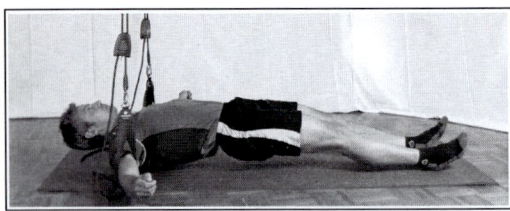

Varianten

→ Die Ausführung mit ausgestreckten Beinen verlängert den Hebel und erhöht damit den Schwierigkeitsgrad der Übung.

Klimmzug aus der Rückenlage

Ausgangsposition

→ Positionieren Sie die Schlaufen so, dass Sie sie in der Rückenlage mit den ausgestreckten Armen gerade noch greifen können. Die Fersen beider Beine bringen Sie nah an das Gesäß.

Trainierte Muskulatur:

→ komplette ventrale Kette

→ breiter Rückenmuskel

→ großer Rundmuskel

→ Rautenmuskel

→ Armbeuger

Übungsausführung

→ Heben Sie den Körper durch Zug mit den Armen vom Boden ab, so dass nur noch die Füße am Boden stehen. Strecken Sie bei der Bewegung die Hüfte, so dass der Körper von den Knien bis zur Schulter eine Gerade bildet.

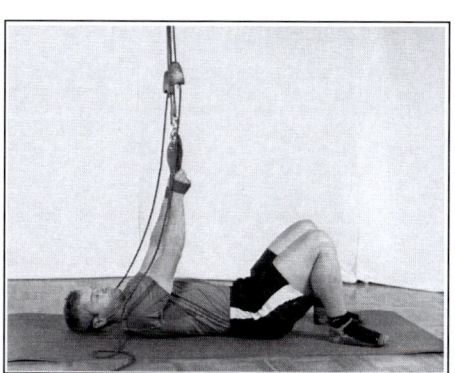
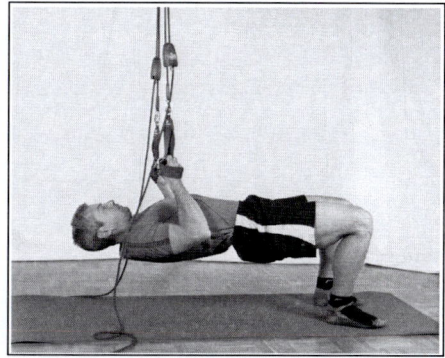

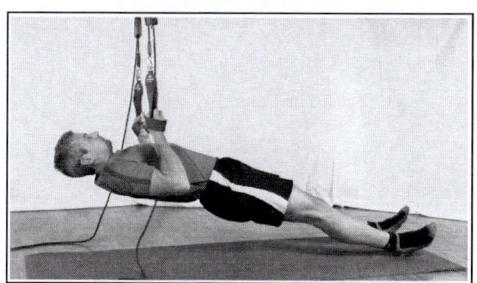

Varianten

→ Die Ausführung mit ausgestreckten Beinen verlängert den Hebel und erhöht damit den Schwierigkeitsgrad der Übung.

Einbeiniger Klimmzug aus der Rückenlage

Trainierte Muskulatur:

→ komplette ventrale Kette

→ breiter Rückenmuskel

→ großer Rundmuskel

→ Rautenmuskel

→ Armbeuger

Ausgangsposition

→ Positionieren Sie die Schlaufen so, dass Sie sie in der Rückenlage mit den ausgestreckten Armen gerade noch greifen können. Strecken Sie beide Beine aus.

Übungsausführung

→ Heben Sie den Körper durch Zug mit den Armen vom Boden ab, so dass nur noch die Füße am Boden stehen. Strecken Sie bei der Bewegung die Hüfte, so dass der Körper eine Gerade bildet.

→ Verlagern Sie das Körpergewicht auf ein Bein und heben das andere vom Boden ab. Halten Sie die Endposition für ein paar Sekunden.

Varianten

→ Sie können die Übung zusätzlich erschweren, indem Sie den Körper mit nur einem aufgestellten Fuß abheben.

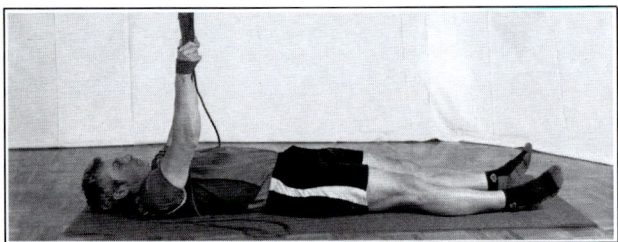

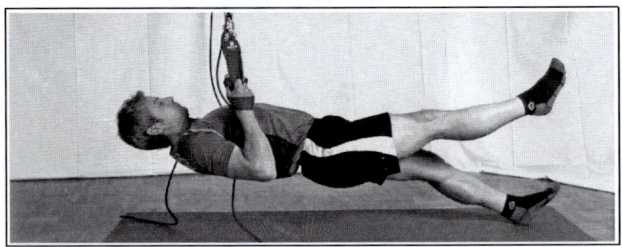

Butterfly reverse im Stand

Ausgangsposition

→ Bringen Sie die Schlaufen in Schulterhöhe an. Legen Sie die Unterarme bei recht-winklig gebeugten Ellenbogen hinein und lehnen sich nach hinten.

Übungsausführung

Trainierte Muskulatur:

→ komplette ventrale Kette

→ breiter Rückenmuskel

→ Deltamuskel

→ großer Rundmuskel

→ Indem Sie mit den Armen nach hinten drücken und die Schulterblätter aktiv nach innen/unten zusammenführen, heben Sie den Körper an. Achten Sie während der Bewegung auf eine ausgeprägte Körperspannung, indem Sie den Bauch leicht nach innen ziehen und den Gesäßmuskel aktivieren.

Varianten

→ Sie können in der Endposition zusätzlich ein Bein abheben oder die gesamte Bewegung einbeinig durchführen.

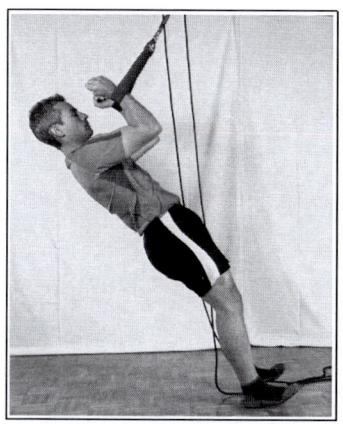
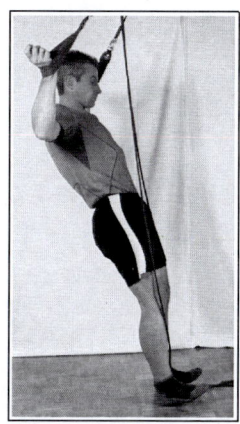
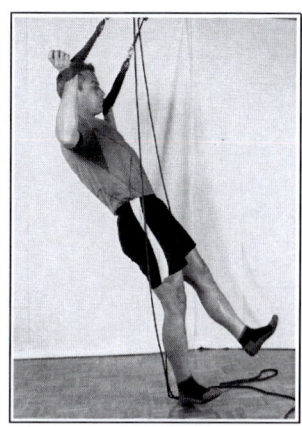

Armheben im Stand

Trainierte Muskulatur:

→ komplette ventrale Kette

→ breiter Rückenmuskel

→ Deltamuskel

→ großer Rundmuskel

Ausgangsposition

→ Bringen Sie die Schlaufen in Schulterhöhe an. Greifen Sie sie mit den ausgestreckten Händen und lehnen sich nach hinten.

Übungsausführung

→ Indem Sie die gestreckten Arme über den Kopf anheben, wird der Körper nach oben gebracht. Achten Sie während der Bewegung auf eine ausgeprägte Körperspannung, indem Sie den Bauch leicht nach innen ziehen und den Gesäßmuskel aktivieren.

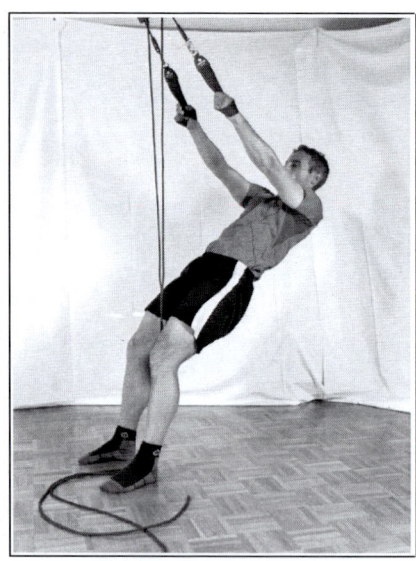 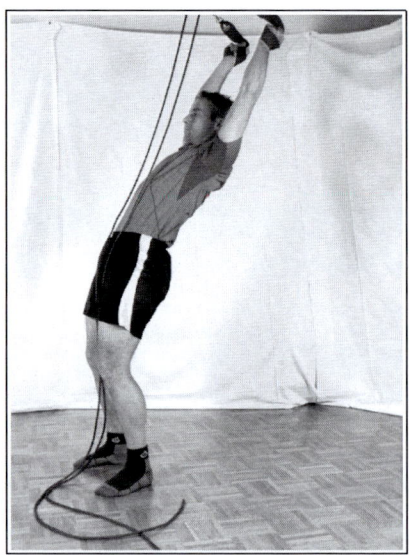

Rudern weit im Stand

Ausgangsposition

→ Bringen Sie die Schlaufen in Schulterhöhe an. Greifen Sie sie mit gestreckten Armen und lehnen sich nach hinten.

Übungsausführung

→ Indem Sie die nahezu gestreckten Arme zur Seite bringen, wird der Körper nach oben angehoben. Achten Sie während der Bewegung auf eine ausgeprägte Körperspannung, indem Sie den Bauch leicht nach innen ziehen und den Gesäßmuskel aktivieren.

Trainierte Muskulatur:

→ komplette ventrale Kette

→ breiter Rückenmuskel

→ Deltamuskel

→ großer Rundmuskel

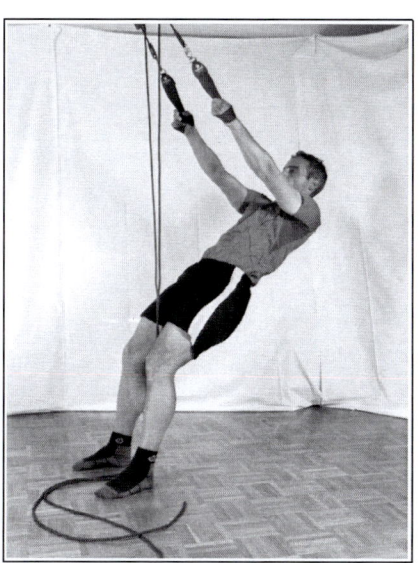 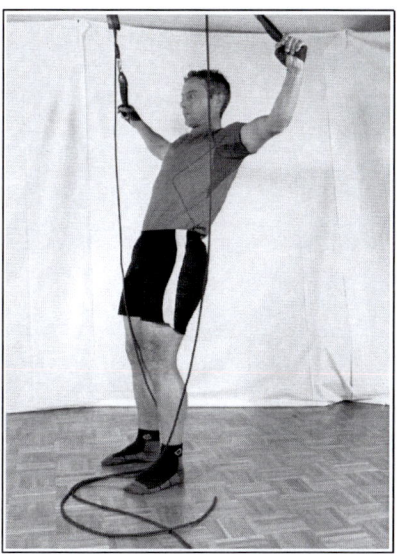

Klimmzug

Ausgangsposition

→ Bringen Sie die Schlaufen so an, dass Sie sie im Stand mit den ausgestreckten Armen gerade noch greifen können.

Übungsausführung

→ Beugen Sie die Beine, so dass Sie frei in der Luft hängen.

→ Heben Sie den Körper durch eine Beugung im Ellenbogen nach oben. Halten Sie die Endposition für ein paar Sekunden.

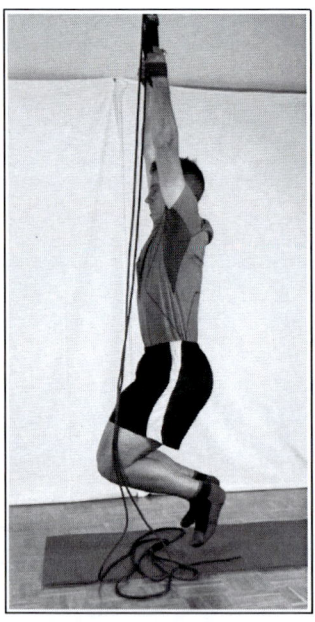 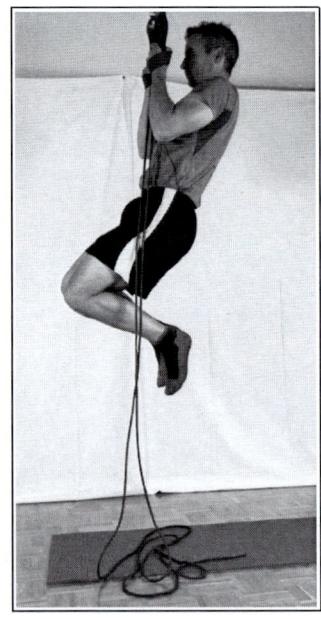

Bizepscurl

Ausgangsposition

→ Positionieren Sie die Schlaufen in Schulterhöhe. Greifen Sie sie mit gestreckten Armen und lehnen sich nach hinten.

Trainierte Muskulatur:
→ komplette ventrale Kette
→ Armbeuger

Übungsausführung

→ Beugen Sie die Arme in den Ellenbogen und bringen dadurch den Körper nach oben. Die Oberarme bleiben während der Bewegung in ihrer Position fixiert. Achten Sie während der Bewegung auf eine ausgeprägte Körperspannung, indem Sie den Bauch leicht nach innen ziehen und den Gesäßmuskel aktivieren.

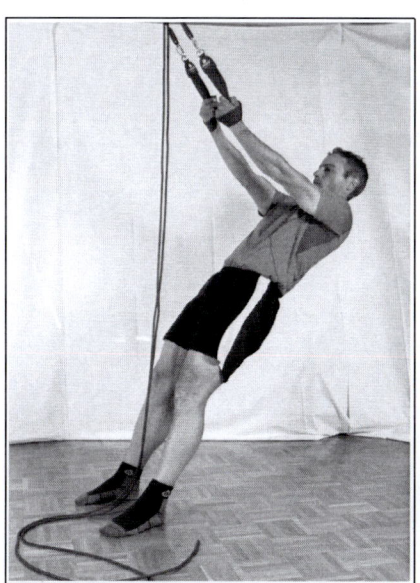 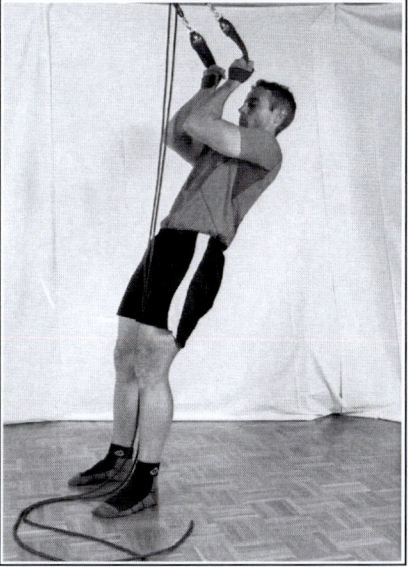

Übungen laterale Kette

laterale Kette im Stand I

Trainierte Muskulatur:

→ komplette laterale Kette

→ großer Brustmuskel

→ breiter Rückenmuskel

→ großer Rundmuskel

Ausgangsposition

→ Bringen Sie die Schlaufen auf Hüfthöhe an und legen die Unterarme darin ab. Stellen Sie sich direkt unter die Seile.

Übungsausführung

→ Indem Sie einen Oberarm nach außen abspreizen, verlagern Sie das Körpergewicht zur Seite. Anschließend erhöhen Sie den Druck auf den Unterarm und bringen den Körper wieder in die Senkrechte zurück. Achten Sie bei der Bewegung auf eine ausgeprägte Körperspannung ohne in der Hüfte abzuknicken.

Varianten

→ Spreizen Sie in der Endposition den äußeren Fuß zusätzlich zur Seite ab. Achten Sie darauf, dass Sie dabei in der Hüfte stabil und gerade ausgerichtet bleiben.

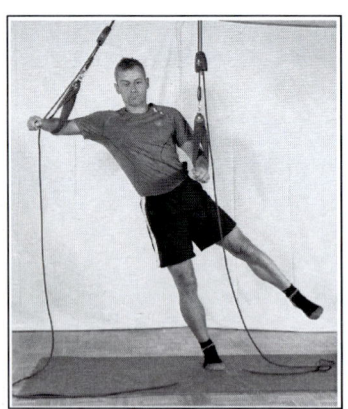 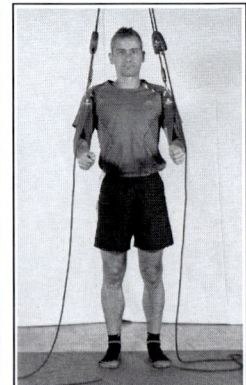 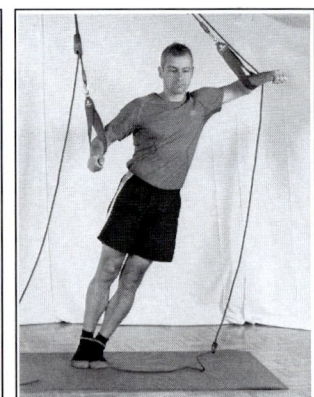

laterale Kette im Stand II

Ausgangsposition

→ Bringen Sie eine Schlaufe auf Hüfthöhe an und greifen sie mit einer Hand. Stellen Sie sich neben das Seil.

Übungsausführung

→ Indem Sie einen Arm nach außen abspreizen, verlagern Sie das Körpergewicht zur Seite. Anschließend erhöhen Sie den Druck mit der Hand und bringen den Körper wieder in die Senkrechte zurück. Achten Sie bei der Bewegung auf eine ausgeprägte Körperspannung ohne in der Hüfte abzuknicken.

Trainierte Muskulatur:

→ komplette laterale Kette

→ großer Brustmuskel

→ breiter Rückenmuskel

→ großer Rundmuskel

Varianten

→ Spreizen Sie in der Endposition den äußeren Fuß zusätzlich zur Seite ab. Achten Sie darauf, dass Sie dabei in der Hüfte stabil und gerade ausgerichtet bleiben.

→ Durch Variation der Schlaufenhöhe und Ihren Abstand zum Seil können Sie den Schwierigkeitsgrad der Übung verändern.

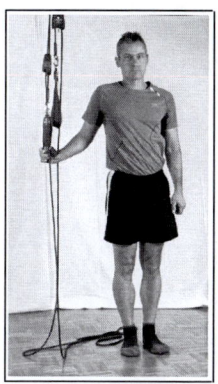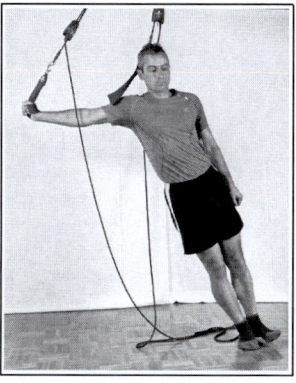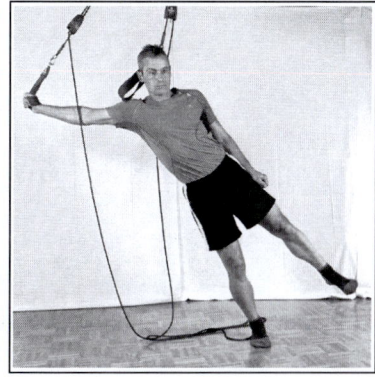

Armstrecken im Seitstand

Trainierte Muskulatur:
→ komplette laterale Kette

→ Armstrecker

Ausgangsposition

→ Bringen Sie die Schlaufen zwischen Brust und Hüfthöhe an und greifen sie mit den Händen. Gehen Sie in eine Schrittstellung, fixieren Ihre Hände vor der Brust und lehnen sich zur Seite. Das untere Bein ist nach vorne gestellt.

Übungsausführung

→ Strecken Sie beide Hände nach vorne aus. Achten Sie bei der Bewegung auf eine ausgeprägte Körperspannung ohne in der Hüfte abzuknicken.

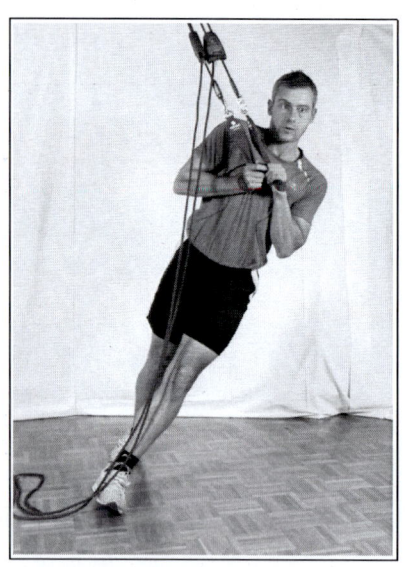 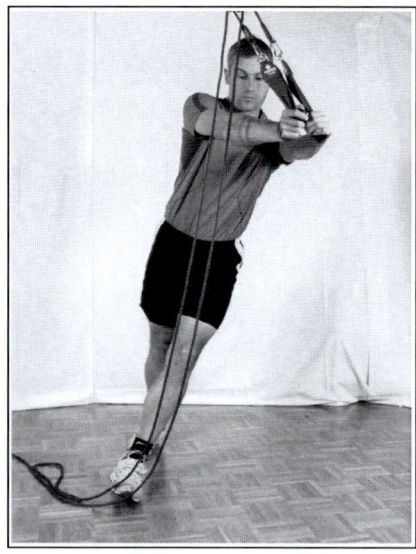

Armdrehen im Seitstand

Ausgangsposition

→ Bringen Sie die Schlaufen zwischen Brust und Hüfthöhe an und greifen sie mit den Händen. Gehen Sie in eine Schrittstellung und lehnen sich zur Seite. Das untere Bein ist nach vorne gestellt, der untere Arm gestreckt, der obere leicht angewinkelt zur Seite gedreht.

Übungsausführung

→ Bringen Sie die gestreckten Arme nach vorne und richten damit den Körper auf. Achten Sie während der Bewegung auf eine ausgeprägte Körperspannung, indem Sie den Bauch leicht nach innen ziehen und den Gesäßmuskel aktivieren.

Trainierte Muskulatur:

→ komplette laterale Kette

→ Rotatorenmanschette

→ Deltamuskel

→ breiter Rückenmuskel

→ großer Brustmuskel

→ Untergrätenmuskel

laterale Kette im Liegen

Trainierte Muskulatur:

→ komplette laterale Kette

→ Quadratischer Lendenmuskel

→ kleiner & mittlerer Gesäßmuskel

→ Oberschenkelbinden-spanner

Ausgangsposition

→ Bringen Sie eine Schlaufe in einer Höhe von etwa 30cm an. Gehen Sie in die Seit-lage und legen beide Füße in der Schlaufe ab. Strecken Sie die Hüfte und achten darauf, dass Hüft- und Schulterachse senkrecht zum Boden ausgerichtet sind und während der Bewegung bleiben.

Übungsausführung

→ Heben Sie die Hüfte vom Boden ab.

Varianten

→ Heben Sie in der Endposition zusätzlich das obere Bein. Dazu können Sie das Bein auch aus der Schlaufe herausnehmen und die Bewegung hinter der Aufhängung durchführen.

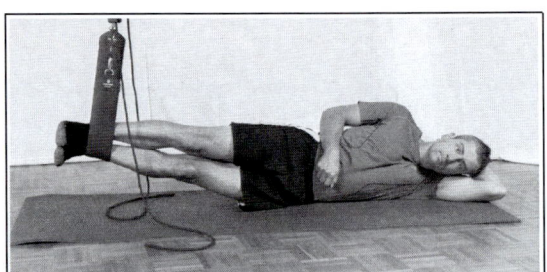

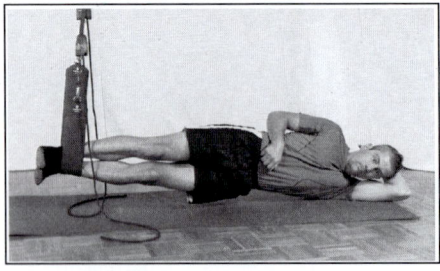
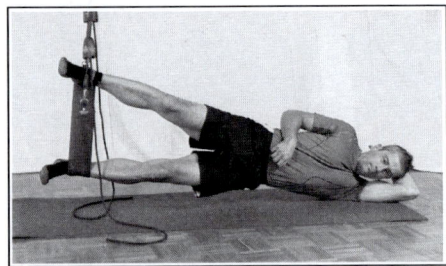

laterale Kette im Seitstütz

Ausgangsposition

→ Bringen Sie eine Schlaufe in einer Höhe von etwa 30cm an. Gehen Sie in den Seitstütz und legen beide Füße in der Schlaufe ab. Strecken Sie die Hüfte und achten darauf, dass Hüft- und Schulterachse senkrecht zum Boden ausgerichtet sind und während der Bewegung bleiben.

Trainierte Muskulatur:
→ komplette laterale Kette
→ Quadratischer Lendenmuskel

Übungsausführung

→ Heben Sie die Hüfte vom Boden ab.

Varianten

→ Heben Sie in der Endposition zusätzlich das obere Bein. Dazu können Sie die das Bein auch aus der Schlaufe herausnehmen und die Bewegung hinter der Aufhängung durchführen.

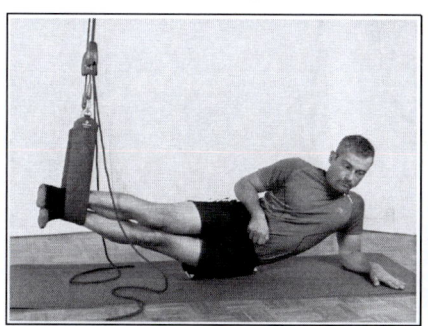 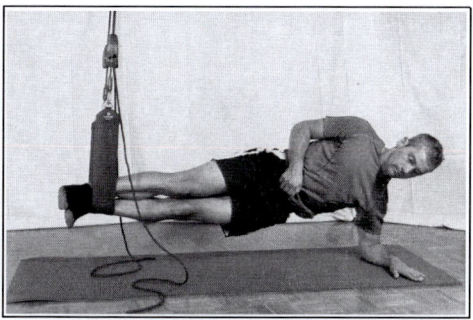

Beinheben im Seitstütz

Trainierte Muskulatur:

→ komplette laterale Kette

→ Quadratischer Lendenmuskel

→ Großer & langer Schenkelanzieher

Ausgangsposition

→ Bringen Sie eine Schlaufe in einer Höhe von etwa 30cm an. Gehen Sie in die Seitlage und legen das obere Bein in der Schlaufe ab. Strecken Sie die Hüfte und achten darauf, dass Hüft- und Schulterachse senkrecht zum Boden ausgerichtet sind und während der Bewegung bleiben.

Übungsausführung

→ Bringen Sie das untere Bein zum oberen und heben dabei die Hüfte vom Boden ab.

Varianten

→ Indem Sie die Schlaufe oberhalb des Kniegelenks anbringen, können Sie den Hebel und damit den Schwierigkeitsgrad der Übung verringern.

→ Indem Sie sich auf dem Unterarm abstützen, können Sie den Schwierigkeitsgrad der Übung erhöhen.

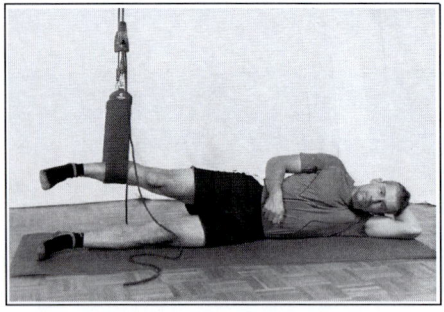 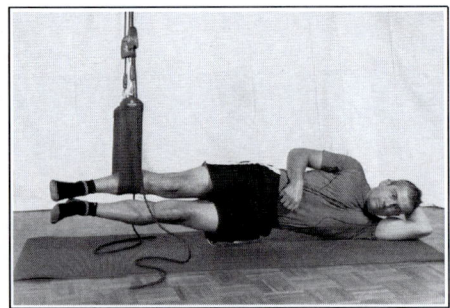

Hüftbeugen im Seitstütz

Ausgangsposition

→ Bringen Sie eine Schlaufe in einer Höhe von etwa 30cm an. Gehen Sie in den Seitstütz und legen die Füße in der Schlaufe ab. Strecken Sie die Hüfte und achten darauf, dass Hüft- und Schulterachse senkrecht zum Boden ausgerichtet sind und während der Bewegung bleiben.

Übungsausführung

→ Heben Sie die Hüfte vom Boden ab.

→ Beugen Sie Sie die Hüfte.

Trainierte Muskulatur:

→ komplette laterale Kette

→ Äußere & innere schräge Bauchmuskulatur

→ gerader Bauchmuskel

→ Hüftbeugemuskel

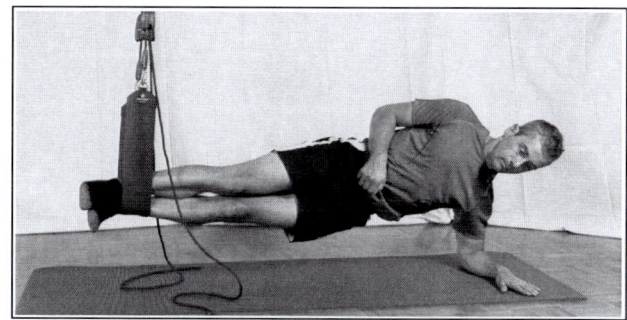

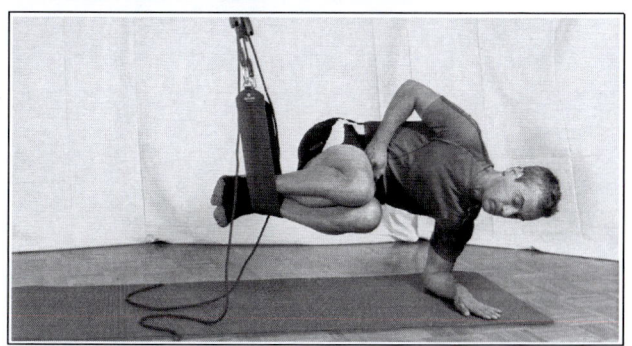

laterale Kette in Seitlage

Trainierte Muskulatur:

→ komplette laterale Kette

→ Quadratischer Lendenmuskel

Ausgangsposition

→ Bringen Sie eine Schlaufe in einer Höhe von etwa 30cm an. Legen Sie den Oberkörper in einer Seitlage mit der Taille in die Schlaufe, die untere Schulter berührt den Boden. Achten Sie darauf, dass Hüft- und Schulterachse senkrecht zum Boden ausgerichtet sind und auch während der Bewegung bleiben.

Übungsausführung

→ Heben Sie den Oberköper gerade vom Boden ab.

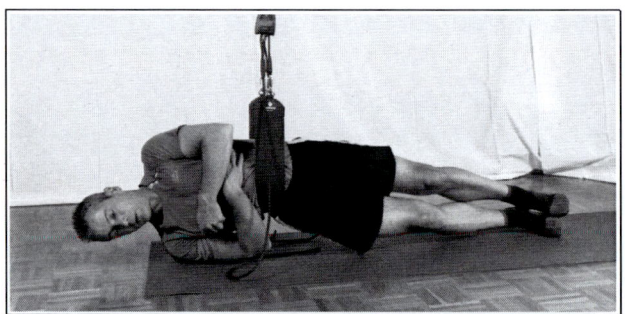

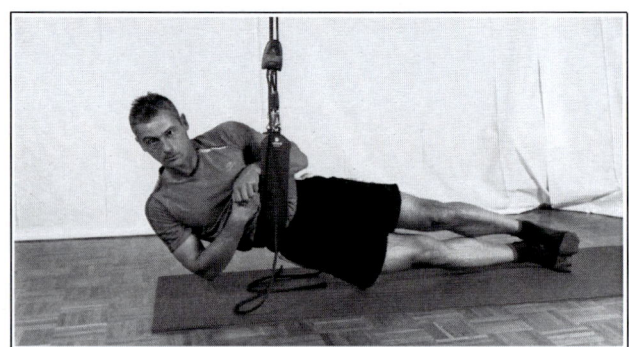

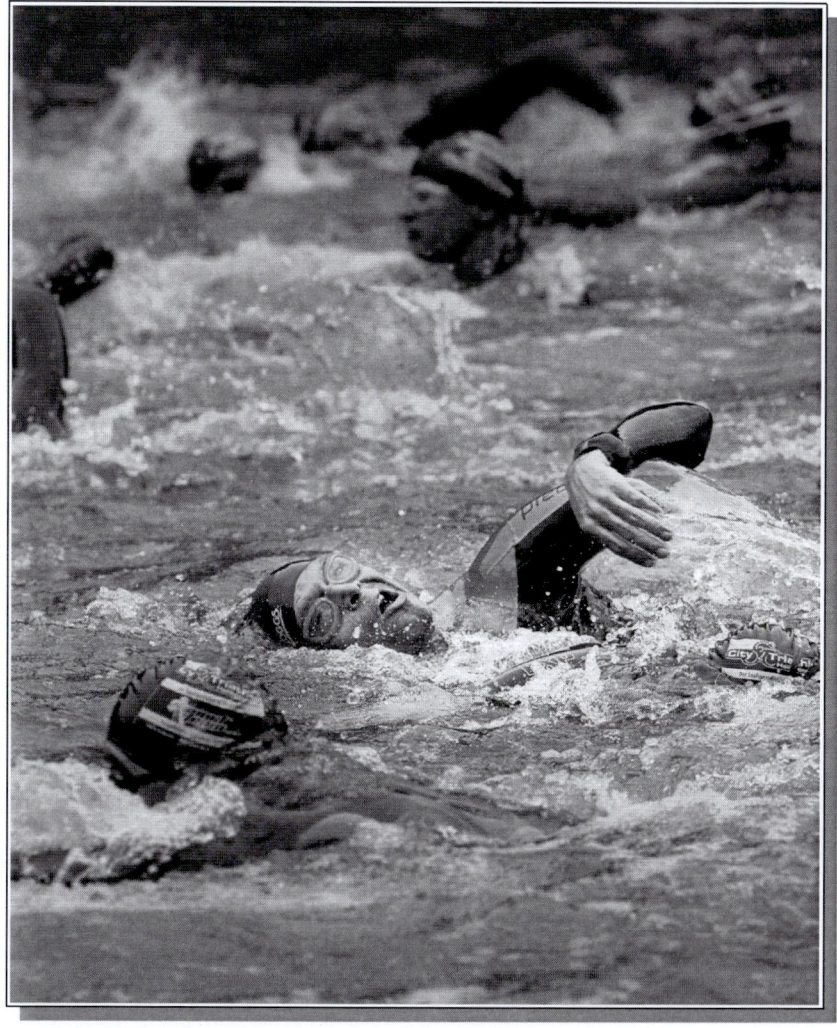

Übungen Rotationen

Einarmige Rotation im Stand

Trainierte Muskulatur:

→ komplette laterale Kette

→ komplette dorsale Kette

→ breiter Rückenmuskel

→ großer Brustmuskel

→ großer Rundmuskel

→ Armbeuger

Ausgangsposition

→ Bringen Sie eine Schlaufe in Schulter-
höhe an und greifen sie mit einer Hand.
Verlagern Sie das Körpergewicht auf die
Seite und strecken den haltenden Arm. Die
Beine sind in Schrittstellung, den freien
Arm lassen Sie nach außen hängen.

Übungsausführung

→ Ziehen Sie sich mit einer gleichzeitigen
Drehung des gesamten Körpers nach oben.
Halten Sie während der Bewegung eine ausgeprägte Körperspannung,
indem Sie den Bauch leicht nach innen ziehen und den Gesäßmuskel
aktivieren. Die Füße drehen mit der Körperaufrichtung, den frei hängenden Arm bringen Sie über die Seite gestreckt nach vorne.

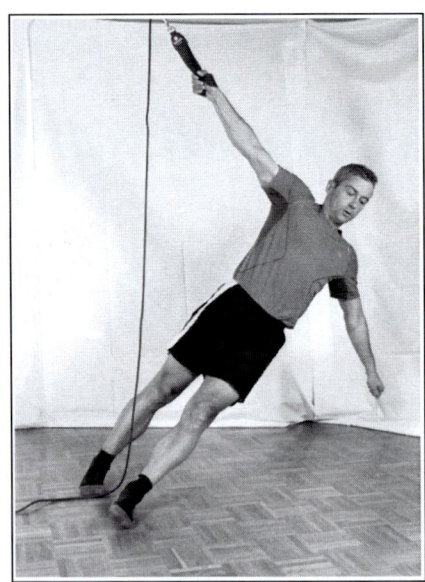 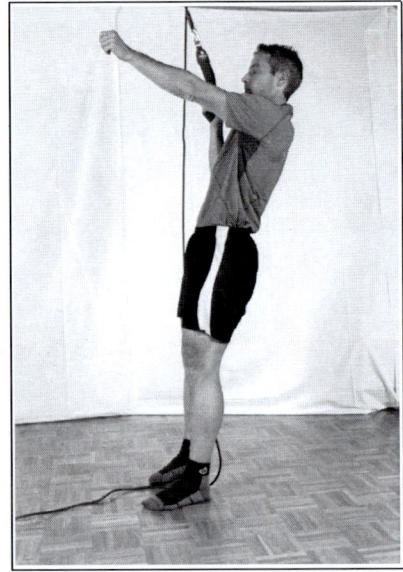

Rotation aus dem Hang

Ausgangsposition

→ Bringen Sie die Schlaufen in Hüfthöhe an und greifen sie mit den Händen. Lehnen Sie sich nach hinten in den Hang und strecken die Arme.

Übungsausführung

→ Ziehen Sie sich durch eine Armbeugung sowie einer gleichzeitigen Drehung des gesamten Körpers bis in eine Seitlage nach oben. Die Arme fixieren Sie in der Endposition vor der Brust. Halten Sie während der Bewegung eine ausgeprägte Körperspannung, indem Sie den Bauch leicht nach innen ziehen und den Gesäßmuskel aktivieren. Die Füße drehen mit der Körperaufrichtung, so dass sie in der Endposition in der Schrittstellung sind.

Trainierte Muskulatur:

→ komplette laterale Kette

→ komplette dorsale Kette

→ breiter Rückenmuskel

→ großer Brustmuskel

→ großer Rundmuskel

→ Armbeuger

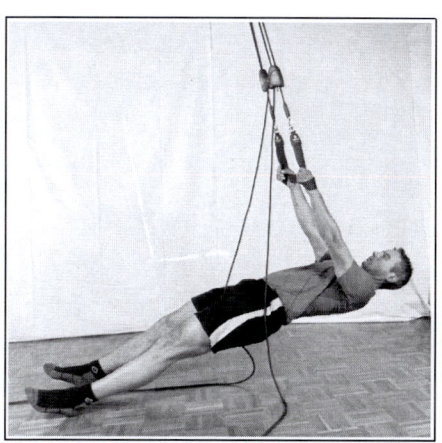 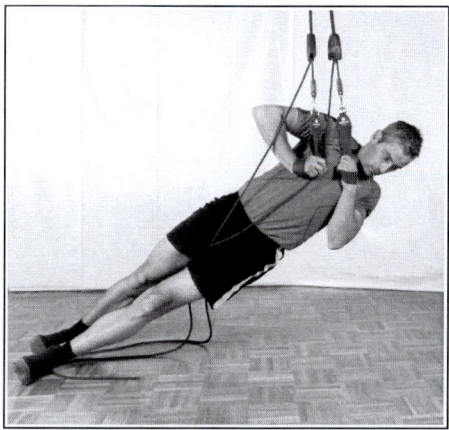

Aufrichten aus dem Hang

Trainierte Muskulatur:

→ komplette laterale Kette

→ komplette dorsale Kette

→ breiter Rückenmuskel

→ großer Brustmuskel

→ Deltamuskel

→ großer Rundmuskel

→ Armbeuger

→ Armstrecker

Ausgangsposition

→ Bringen Sie die Schlaufen in Hüfthöhe an und greifen sie mit den Händen. Lehnen Sie sich nach hinten in den Hang und strecken die Arme.

Übungsausführung

→ Ziehen Sie sich durch eine Armbeugung sowie einer gleichzeitigen Drehung des gesamten Körpers bis in eine Seitlage nach oben. Durch eine anschließende Armstreckung richten Sie den Körper weiter auf. Versuchen Sie die Bewegung flüssig durchzuführen und halten eine ausgeprägte Körperspannung, indem Sie den Bauch leicht nach innen ziehen und den Gesäßmuskel aktivieren. Die Füße drehen sich mit der Körperaufrichtung, so dass sie in der Endposition in einer Schrittstellung sind.

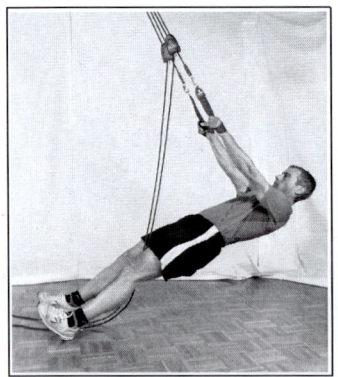 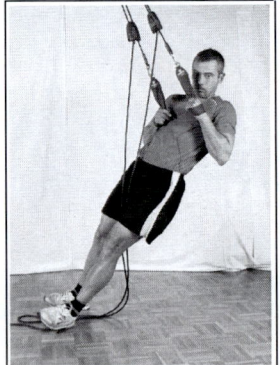 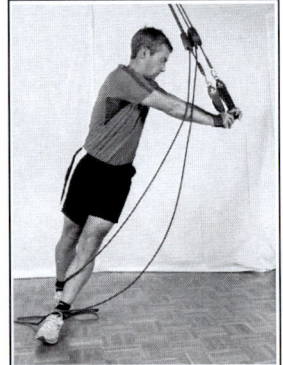

Einarmige Rotation aus dem Hang

Ausgangsposition

→ Gehen Sie in den Seitstütz. Eine Schlaufe bringen Sie in einer Höhe an, so dass Sie sie mit der nach oben ausgestreckten Hand gerade noch greifen können.

Übungsausführung

→ Drehen Sie den gesamten Körper nach oben, der haltende Arm bleibt dabei durchgestreckt. Halten Sie während der Bewegung eine ausgeprägte Körperspannung, indem Sie den Bauch leicht nach innen ziehen und den Gesäßmuskel aktivieren. Die Füße drehen sich mit der Körperaufrichtung, den aufgestützen Arm bringen Sie mit der Drehung über die Seite nach oben.

Trainierte Muskulatur:

→ komplette laterale Kette

→ komplette dorsale Kette

→ breiter Rückenmuskel

→ großer Brustmuskel

→ großer Rundmuskel

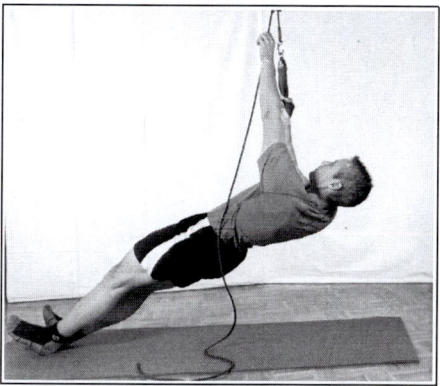

Rotation im Seitstütz

Ausgangsposition

→ Bringen Sie eine Schlaufe in einer Höhe von etwa 30cm an. Gehen Sie in den Seitstütz und legen die Füße in der Schlaufe ab. Strecken Sie die Hüfte und achten darauf, dass Hüft- und Schulterachse senkrecht zum Boden ausgerichtet sind. Den oberen Arm spreizen Sie angewinkelt nach oben ab.

Übungsausführung

→ Führen Sie mit dem kompletten Körper eine Rotationsbewegung nach unten aus. In der Endposition sind Schulter- und Hüftachse waagerecht. Die Füße drehen sich in der Schlaufe mit, den oberen Arm führen Sie angewinkelt unter die Brust. Halten Sie während der Bewegung eine ausgeprägte Körperspannung, indem Sie den Bauch leicht nach innen ziehen und den Gesäßmuskel aktivieren.

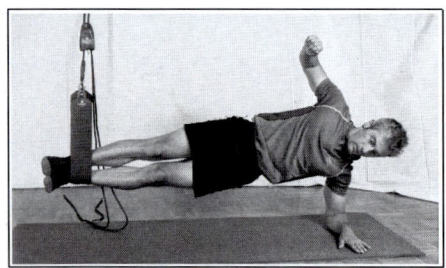 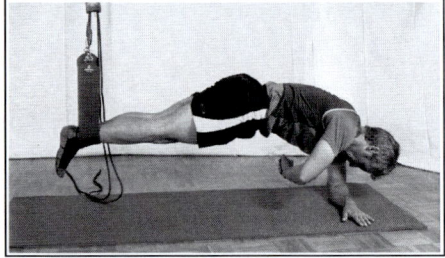

Rotation mit Hüftbeugen im Seitstütz

Ausgangsposition

→ Bringen Sie eine Schlaufe in einer Höhe von etwa 30cm an. Gehen Sie in den Seitstütz und legen die Füße in der Schlaufe ab. Strecken Sie die Hüfte und achten darauf, dass Hüft- und Schulterachse senkrecht ausgerichtet sind.

Übungsausführung

→ Führen Sie mit dem kompletten Körper eine Rotationsbewegung nach unten aus. Die Füße drehen sich in der Schlaufe mit. Gleichzeitig mit der Drehung beugen Sie Beine und Hüfte zusätzlich zum Oberkörper an.

Trainierte Muskulatur:

→ komplette ventrale Kette

→ komplette laterale Kette

→ breiter Rückenmuskel

→ großer Brustmuskel

→ großer Rundmuskel

→ Äußere & innere schräge Bauchmuskulatur

→ gerader Bauchmuskel

→ Hüftbeugemuskel

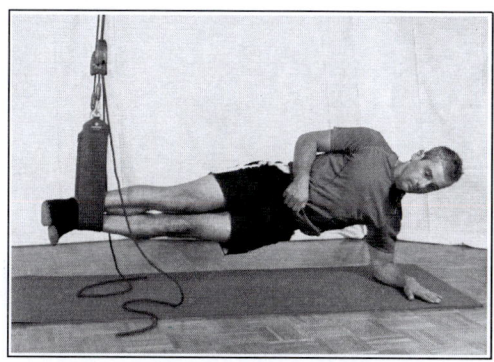
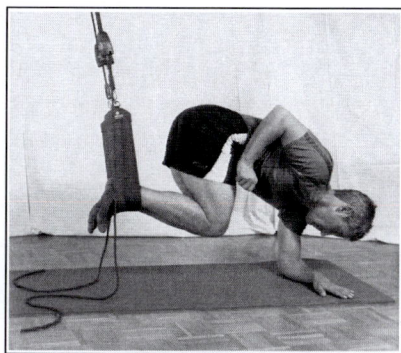

Einbeinige Rotation in Rückenlage

Trainierte Muskulatur:
- → komplette ventrale Kette
- → komplette laterale Kette
- → äußere & innere schräge Bauchmuskulatur

Ausgangsposition

→ Bringen Sie eine Schlaufe in einer Höhe von etwa 30cm an. Begeben Sie sich in die Rückenlage und legen ein Bein in die Schlaufen.

Übungsausführung

→ Heben Sie Ihre Hüfte vom Boden, das freie Bein wird zum Oberkörper angebeugt. Achten Sie auf eine ausgeprägte Körperspannung, indem Sie den Bauch leicht nach innen ziehen und den Gesäßmuskel aktivieren.

→ Führen Sie mit dem kompletten Körper jeweils eine Rotationsbewegung zu beiden Seiten aus. Der Fuß dreht sich in der Schlaufe mit, der Oberkörper rollt über die Schulter. Der gesamte Körper bleibt während der Bewegung lang und gestreckt.

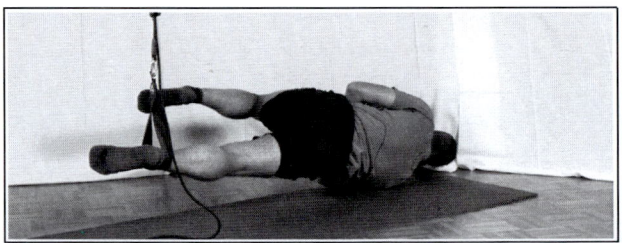

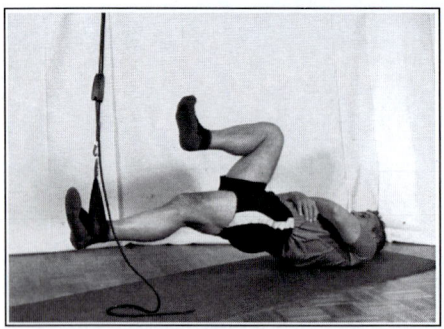
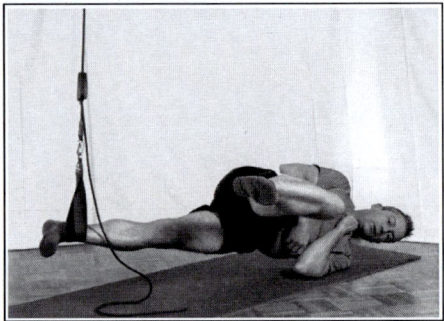

Einbeinige Rotation im Unterarmstütz

Ausgangsposition

→ Bringen Sie eine Schlaufe in einer Höhe von etwa 30cm an. Legen Sie ein Bein in die Schlaufe und begeben sich in den Unterarmstütz.

Übungsausführung

→ Heben Sie Ihre Hüfte vom Boden, das freie Bein wird zum Oberkörper angebeugt.

→ Führen Sie mit dem kompletten Körper jeweils eine Rotationsbewegung zu beiden Seite aus. Der Fuß dreht sich in der Schlaufe mit. Der gesamte Körper bleibt während der Bewegung lang und gestreckt.

Trainierte Muskulatur:

→ komplette ventrale Kette

→ komplette laterale Kette

→ äußere & innere schräge Bauchmuskulatur

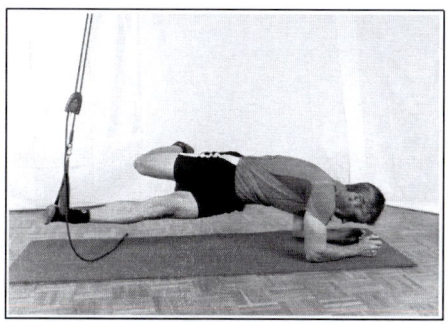
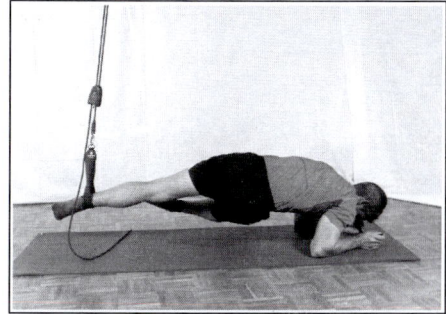

Übungen Beine

Ausfallschritt in den Spagat

Trainierte Muskulatur:

→ großer Gesäßmuskel

→ großer & langer Schenkelanzieher

→ zweiköpfiger Schenkelbeuger

→ Halbsehnenmuskel

→ Plattsehnenmuskel

Ausgangsposition

→ Bringen Sie eine Schlaufe knapp über dem Boden an und stellen den vorderen Fuß in einer leichten Schrittstellung hinein.

Übungsausführung

→ Verlagern Sie das Körpergewicht auf den vorderen Fuß und gehen in ein weites Spagat. Die Hüfte bleibt gerade, der Oberkörper aufrecht.

Varianten

→ Um die Übung etwas zu erleichtern können Sie sich am Seil festhalten. Versuchen Sie nach und nach den Griff immer weiter zu lockern, um die Übung dann im Laufe der Zeit möglichst freihändig durchführen zu können.

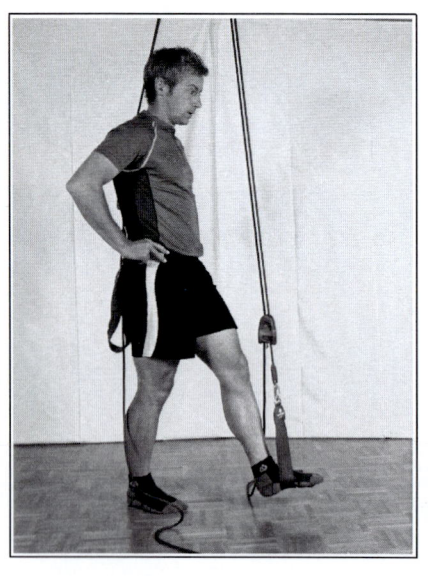 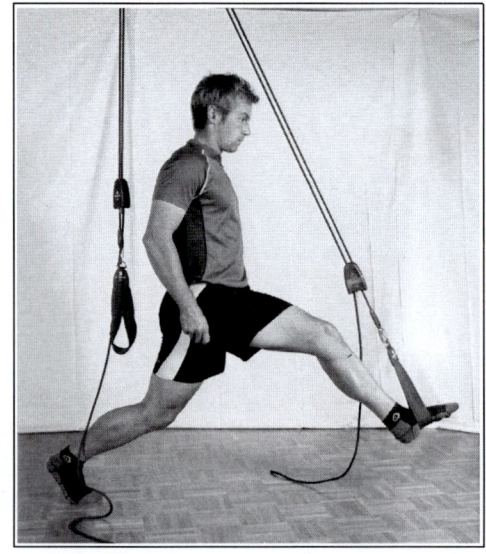

Ausfallschritt mit Beinbeugen I

Ausgangsposition

→ Bringen Sie eine Schlaufe knapp über dem Boden an und stellen den vorderen Fuß in einer leichten Schrittstellung hinein.

Übungsausführung

→ Verlagern Sie das Körpergewicht auf den vorderen Fuß und beugen das Bein. Die Hüfte bleibt gerade, der Oberkörper aufrecht.

Trainierte Muskulatur:

→ Großer Gesäßmuskel

→ Vierköpfiger Schenkelstrecker

→ Oberschenkelbinden-spanner

Varianten

→ Um die Übung etwas zu erleichtern können Sie sich am Seil festhalten. Versuchen Sie nach und nach den Griff immer weiter zu lockern, um die Übung dann im Laufe der Zeit möglichst freihändig durchführen zu können.

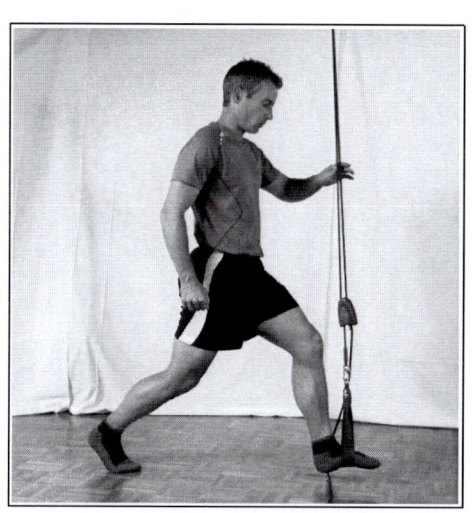
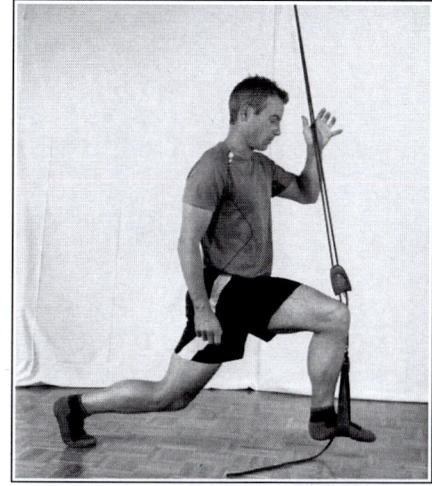

Ausfallschritt mit Beinbeugen II

Trainierte Muskulatur:

→ Großer Gesäßmuskel

→ Vierköpfiger Schenkelstrecker

→ Oberschenkelbinden-spanner

Ausgangsposition

→ Bringen Sie eine Schlaufe etwa 30cm über dem Boden an. Legen Sie den hinteren Fuß mit dem Spann hinein und gehen in eine leichte Schrittstellung.

Übungsausführung

→ Beugen Sie vordere Bein. Die Hüfte bleibt gerade, der Oberkörper aufrecht.

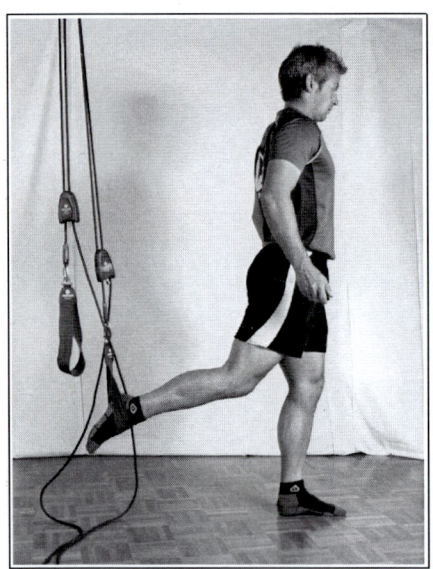
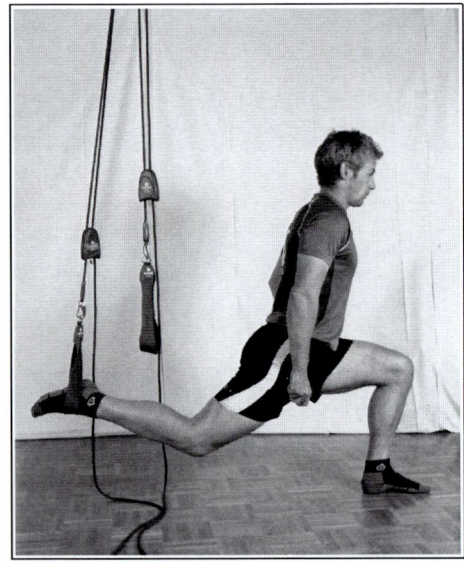

Ausfallschritt in den Seitspagat I

Ausgangsposition

→ Bringen Sie eine Schlaufe knapp über dem Boden an und stellen sich mit einem Fuß hinein.

Trainierte Muskulatur:
→ Großer & langer Schenkelanzieher

Übungsausführung

→ Verlagern Sie das Körpergewicht auf den fixierten Fuß und spreizen das Bein zur Seite ab. Die Hüfte bleibt gerade, der Oberkörper aufrecht.

Varianten

→ Um die Übung etwas zu erleichtern können Sie sich am Seil festhalten. Versuchen Sie nach und nach den Griff immer weiter zu lockern, um die Übung dann im Laufe der Zeit möglichst freihändig durchführen zu können.

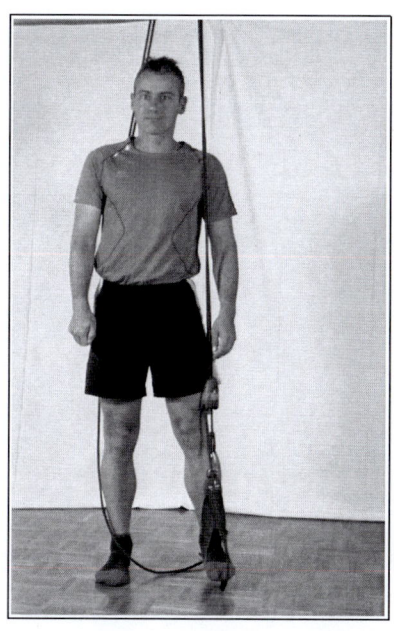 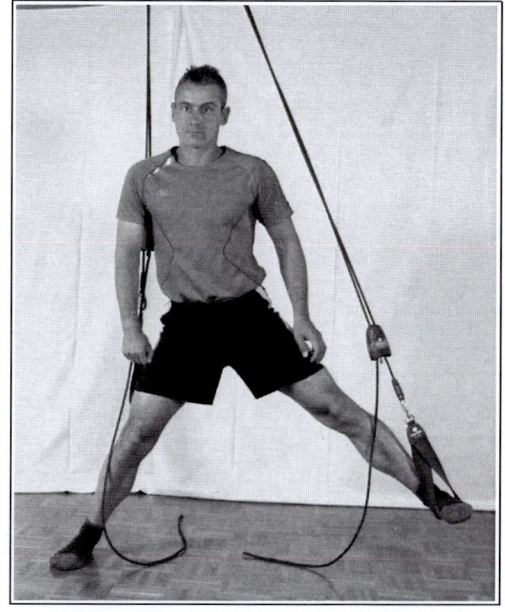

Ausfallschritt in den Seitspagat II

Trainierte Muskulatur:

→ Großer & langer
   Schenkelanzieher

→ Großer Gesäßmuskel

→ Vierköpfiger
   Schenkelstrecker

→ Oberschenkelbinden-
   spanner

Ausgangsposition

→ Bringen Sie eine Schlaufe knapp über dem
   Boden an und stellen sich mit einem Fuß
   hinein.

Übungsausführung

→ Verlagern Sie das Körpergewicht auf den
   fixierten Fuß. Während Sie das Bein zur
   Seite abspreizen, beugen Sie gleichzeitig
   das auf dem Boden stehende Bein. Die
   Hüfte bleibt gerade, der Oberkörper
   aufrecht.

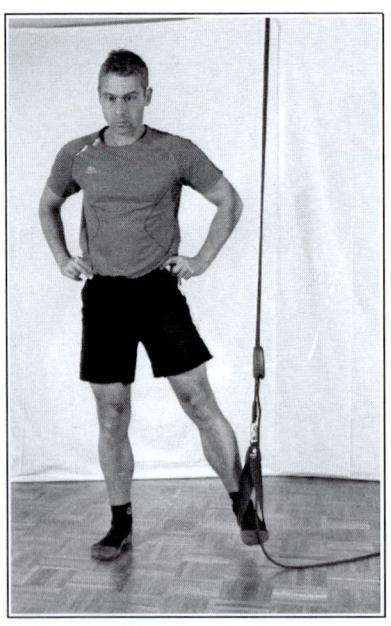
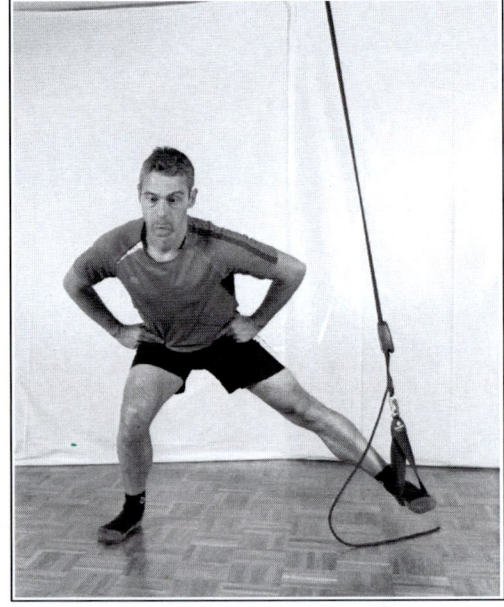

Freier Seitspagat

Ausgangsposition

→ Bringen Sie die Schlaufen knapp über dem Boden an und stellen sich mit den Füßen hinein. Halten Sie sich mit den Händen an den Seilen fest.

Trainierte Muskulatur:

→ Großer & langer Schenkelanzieher

Übungsausführung

→ Spreizen Sie beide Beine zur Seite ab. Die Hüfte bleibt gerade, der Oberkörper aufrecht.

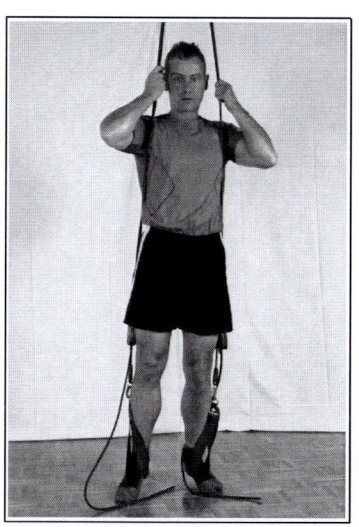
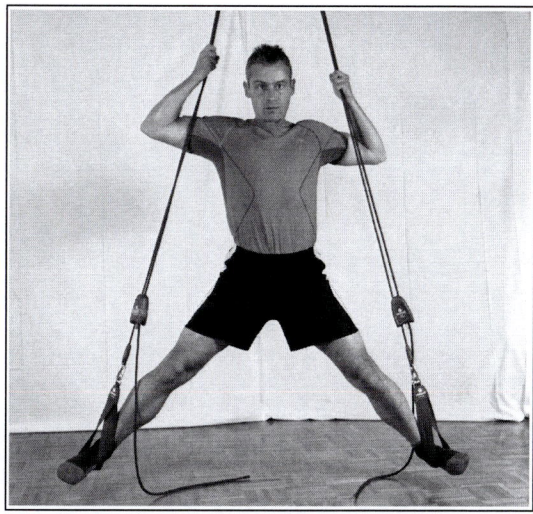

Kniebeugen

Trainierte Muskulatur:

→ Großer Gesäßmuskel

→ Vierköpfiger
  Schenkelstrecker

Ausgangsposition

→ Positionieren Sie die Schlaufen zwischen Schulter- und Hüfthöhe und greifen sie mit den Händen. Lehnen Sie sich mit gestreckten Armen nach hinten in den Hang.

Übungsausführung

→ Beugen Sie die Beine. Anschließend drücken Sie sich bei durchgestreckten Armen wieder nach oben in die Ausgangsposition.

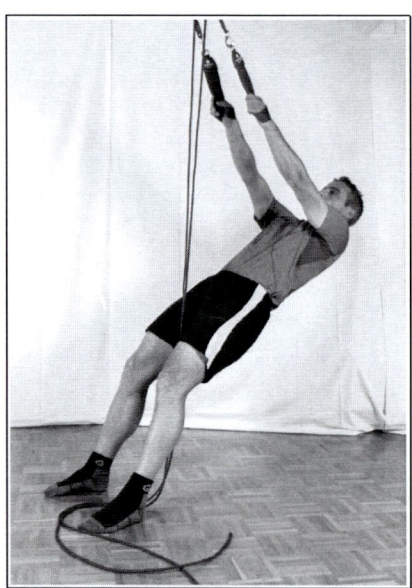 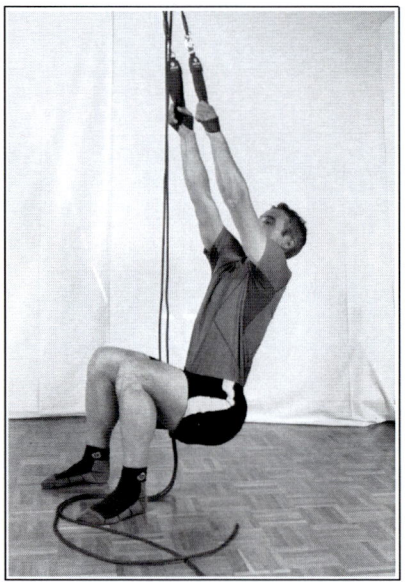

Einbeinige Kniebeugen I

Ausgangsposition

→ Positionieren Sie die Schlaufen zwischen Schulter- und Hüfthöhe und greifen sie mit den Händen. Lehnen Sie sich mit gestreckten Armen nach hinten in den Hang. Beugen Sie ein Bein und legen die Fußspitzen locker auf dem Boden auf.

Trainierte Muskulatur:

→ Großer Gesäßmuskel

→ Vierköpfiger Schenkelstrecker

Übungsausführung

→ Beugen Sie die Beine. Anschließend drücken Sie sich bei durchgestreckten Armen wieder nach oben in die Ausgangsposition.

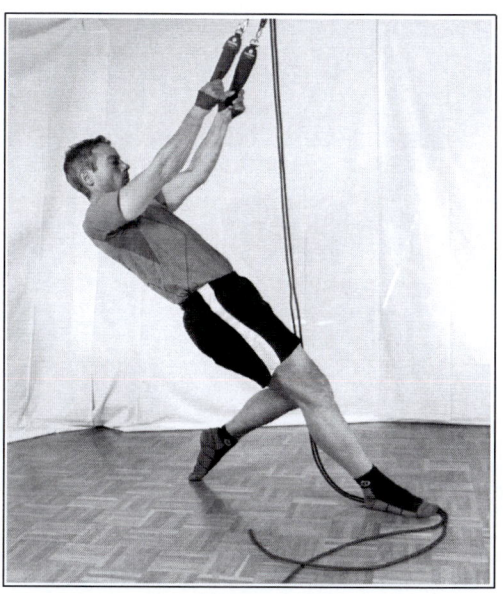 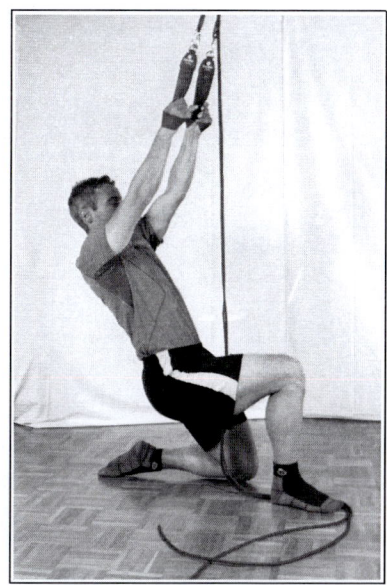

Einbeinige Kniebeugen II

Trainierte Muskulatur:

→ Großer Gesäßmuskel

→ Vierköpfiger Schenkelstrecker

→ Hüftbeugemuskel

Ausgangsposition

→ Positionieren Sie die Schlaufen zwischen Schulter- und Hüfthöhe und greifen sie mit den Händen. Lehnen Sie sich mit gestreckten Armen nach hinten in den Hang.

Übungsausführung

→ Verlagern Sie das Körpergewicht auf ein Bein. Während Sie dieses beugen, strecken Sie das entlastete Bein gerade nach vorne. Anschließend drücken Sie sich bei durchgestreckten Armen wieder nach oben in die Ausgangsposition.

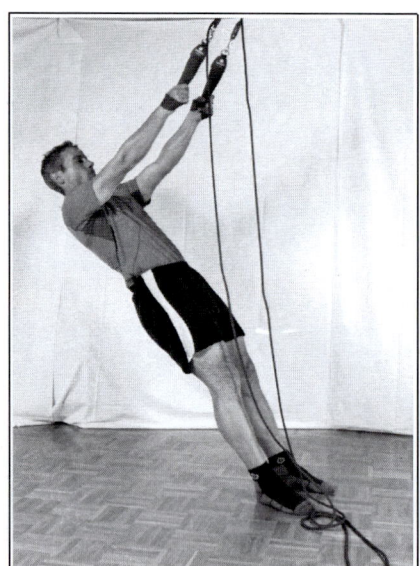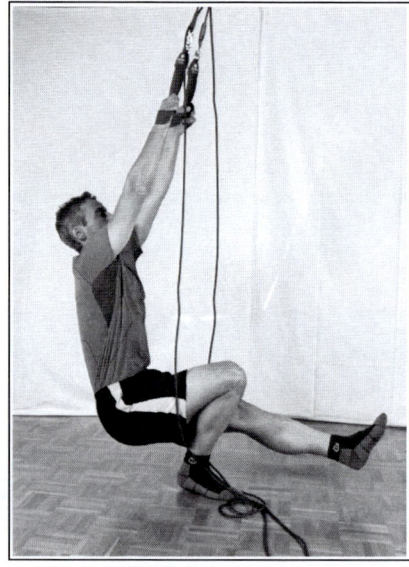

Sprinterschritt

Ausgangsposition

→ Positionieren Sie die Schlaufen auf Hüfthöhe und legen Ihre Unterarme darin ab.
Verlagern Sie das Körpergewicht nach
vorne und gehen dabei in eine weite
Schrittstellung.

Trainierte Muskulatur:

→ Großer Gesäßmuskel

→ Vierköpfiger
Schenkelstrecker

→ Hüftbeugemuskel

Übungsausführung

→ Drücken Sie sich vom vorderen Bein ab und strecken es, Das hintere
Bein beugen Sie in der Hüfte und bringen den Oberschenkel bis in die
Waagerechte nach vorne. Die Fußspitze ziehen Sie bei der Bewegung
an.

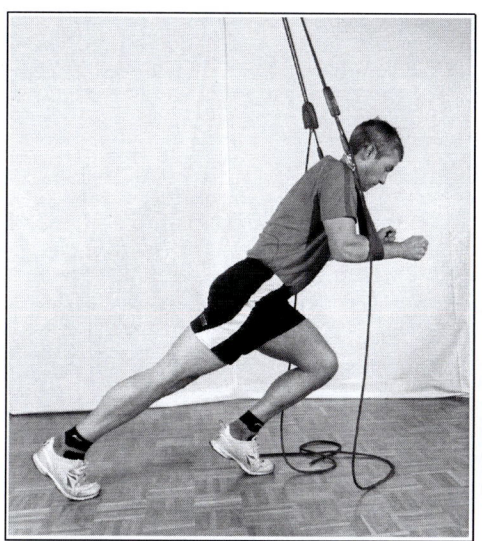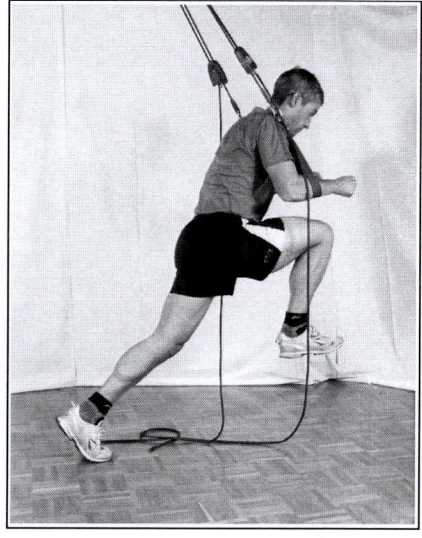

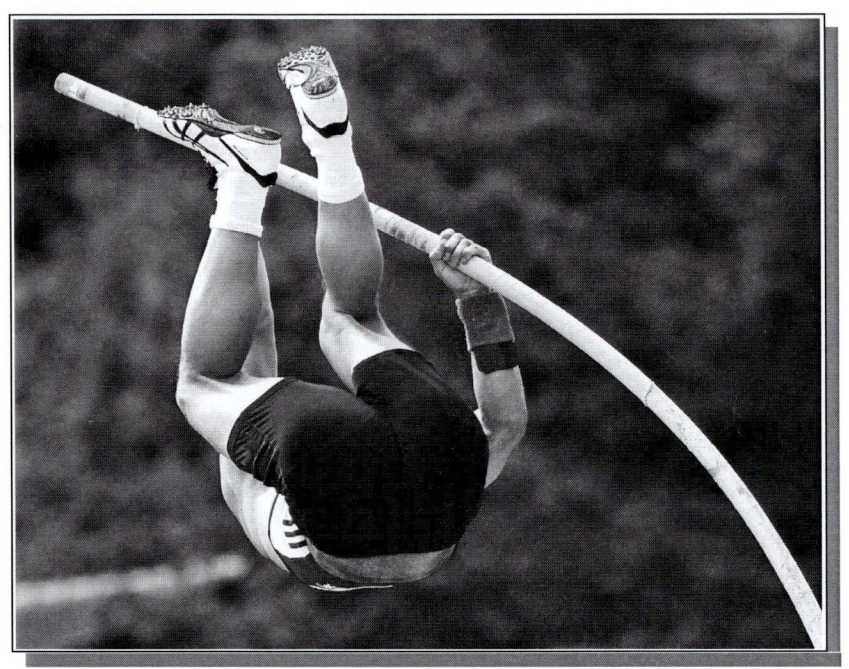

Anhang

Muskelübersicht

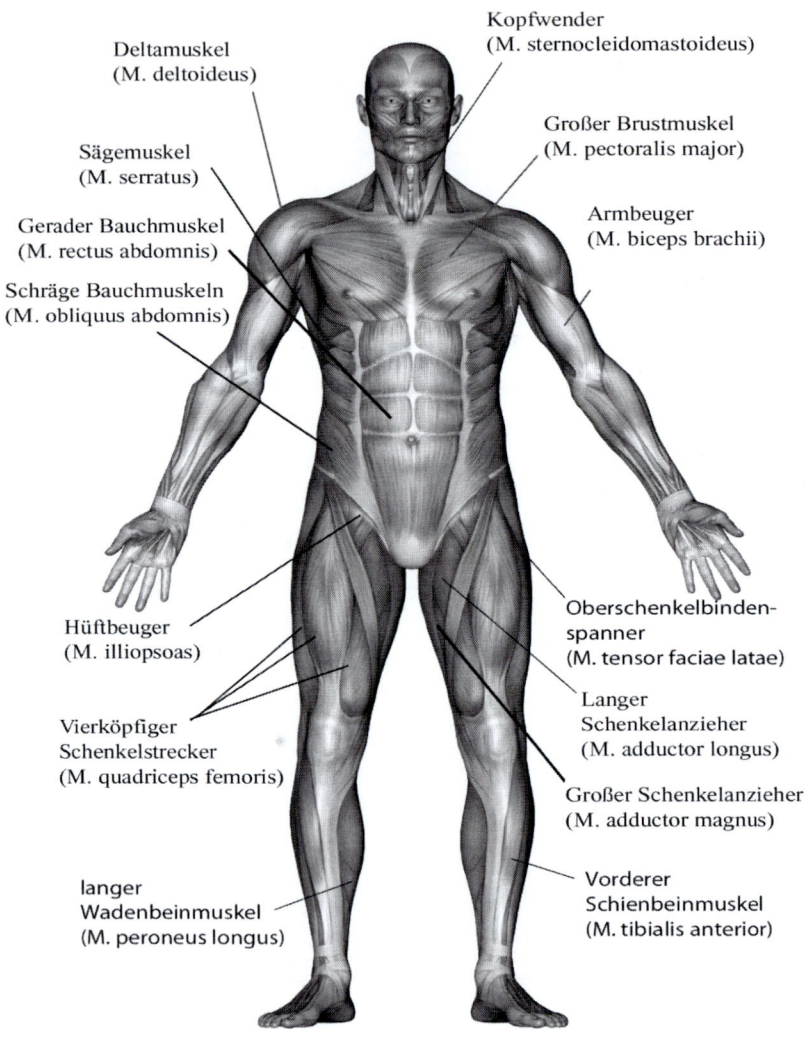

Deltamuskel
(M. deltoideus)

Kopfwender
(M. sternocleidomastoideus)

Großer Brustmuskel
(M. pectoralis major)

Sägemuskel
(M. serratus)

Armbeuger
(M. biceps brachii)

Gerader Bauchmuskel
(M. rectus abdomnis)

Schräge Bauchmuskeln
(M. obliquus abdomnis)

Hüftbeuger
(M. illiopsoas)

Oberschenkelbinden-
spanner
(M. tensor faciae latae)

Langer
Schenkelanzieher
(M. adductor longus)

Vierköpfiger
Schenkelstrecker
(M. quadriceps femoris)

Großer Schenkelanzieher
(M. adductor magnus)

langer
Wadenbeinmuskel
(M. peroneus longus)

Vorderer
Schienbeinmuskel
(M. tibialis anterior)

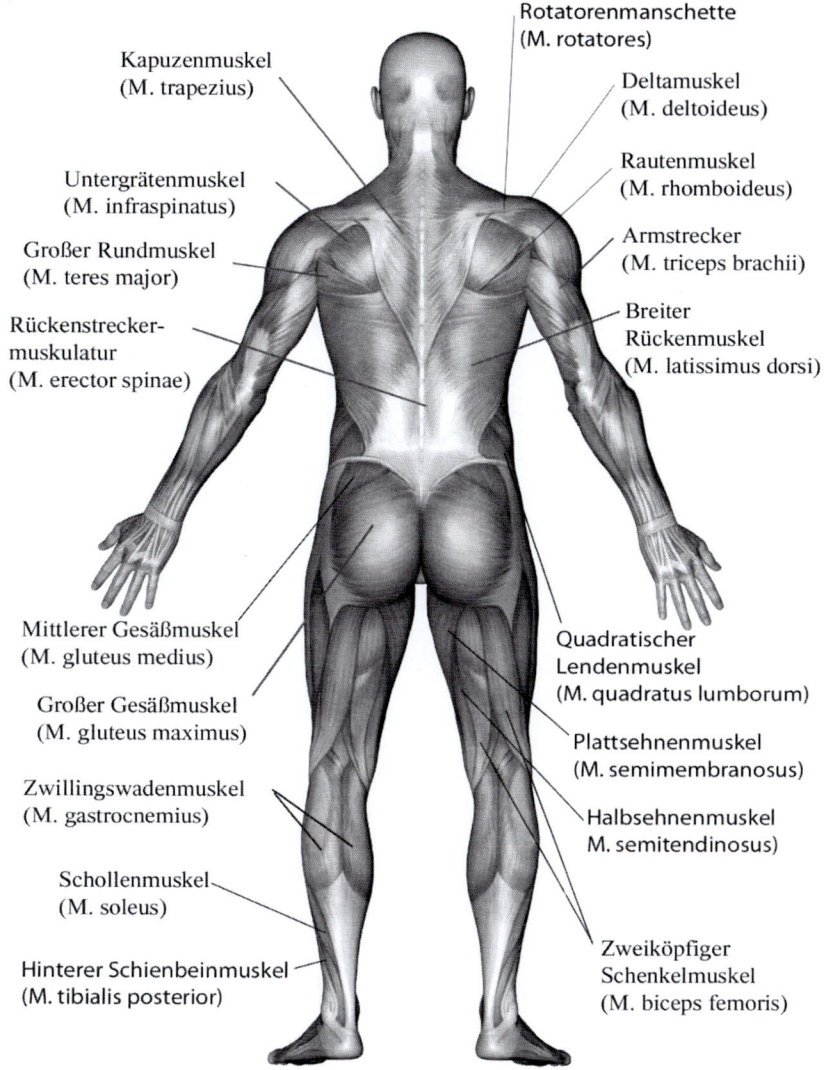

Rotatorenmanschette
(M. rotatores)

Kapuzenmuskel
(M. trapezius)

Deltamuskel
(M. deltoideus)

Rautenmuskel
(M. rhomboideus)

Untergrätenmuskel
(M. infraspinatus)

Armstrecker
(M. triceps brachii)

Großer Rundmuskel
(M. teres major)

Breiter
Rückenmuskel
(M. latissimus dorsi)

Rückenstrecker-
muskulatur
(M. erector spinae)

Mittlerer Gesäßmuskel
(M. gluteus medius)

Quadratischer
Lendenmuskel
(M. quadratus lumborum)

Großer Gesäßmuskel
(M. gluteus maximus)

Plattsehnenmuskel
(M. semimembranosus)

Zwillingswadenmuskel
(M. gastrocnemius)

Halbsehnenmuskel
M. semitendinosus)

Schollenmuskel
(M. soleus)

Zweiköpfiger
Schenkelmuskel
(M. biceps femoris)

Hinterer Schienbeinmuskel
(M. tibialis posterior)

Literatur & Internet

Literatur

Boyle, Michael: Functional Training for Sports; Human Kinetics; Champaign, USA 2004

Boyle, Michael: Functional Training: Das Erfolgsprogramm der Spitzensportler; riva Verlag, München 2010

Delavier, Frederic: Muskel Guide – Gezieltes Krafttraining, Anatomie; blv Verlagsgesellschaft; München 2003

Freese, Jens: Medizinische Fitness; Deutscher Trainer Verlag; Köln 2006

Gambetta, Vern: Athletic Developement; Human Kinetics; Champaign, USA 2007

Gambetta, Vern: Following the functional path; Human Kinetics; Champaign, USA 2002

Häfelinger, Ulla: DTB-Kursleiter(in Pilates Skript Qualifizierungskurs Stufe 3; DTB Akadenie; Frankfurt

Häfelinger, Ulla: DTB-Kursleiter(in Pilates Skript Qualifizierungskurs Stufe 4; DTB Akadenie; Frankfurt

Heißel, Andreas: Stabiler Kern: Leistungssteigerung durch Schlingentraining. In: medical sports network. 5/2010

Meier, Hanspeter: Möglichkeiten des sensomotorischen Trainings. In: Leistungssport 5/2011. Philippka Sportverlage; Münster 2011

Platzer, Werner: Taschenatlas Anatomie – Band 1 Bewegungsapparat; Thieme Verlag; Stuttgart 2005

Price, Justin; Sharp Frances: Functional Training Illustrated; Alpha Books; New York, USA 2009

Schurr, Stefan: Kraft & Beweglichkeit im Ausdauersport; BoD Verlag; Norderstedt 2005

S-E-T 1 Fortbildungsunterlagen, redcord Schulungsprogramm; 2009

Verstegen, Mark; Williams, Pete: Das Core Programm; Südwest Verlag; München 2007

Internet

www.coreperformance.com

www.fitness.com

www.gambetta.com

www.physiovital.de

www.redcord.de

www.slingfitness.de

www.trxtraining.com

www.youtube.de